Approche ethnopsychiatrique de la sémiologie et des liens intergénérationnels dans les troubles mentaux en Afrique

Psycho - logiques

Collection fondée par Philippe Brenot et dirigée par Joël Bernat

Sans exclusives ni frontières, les logiques président au fonctionnement psychique comme à la vie relationnelle. Toutes les pratiques, toutes les écoles ont leur place dans Psycho - logiques.

Dernières parutions

Annick CUDRÉ-MAUROUX, *accompagner dans la complexité. Clinique intégrative des comportements-défis des personnes présentant une déficience intellectuelle*, 2026.
Noëlla KALENGA NONGOLOLA, *La psychiatrie à Lubumbashi. Approches clinique et culturelle*, 2026.
Robert GOUBERT-GAEBELE, *Amour, divorce et les enfants. Aimer mieux, se séparer, protéger mieux...*, 2026.
Géraldine ROUXEL, Maud BESANÇON, Caroline AUFFRAY, Amandine DUBOIS et Sonya YAKIMOVA (dir.), *Comprendre et mesurer la variabilité psychologique. Recherches actuelles*, 2026.
Patrick LAURENS, *L'homme modeste, Sortir des pathologies de l'individu hypermoderne, Changer de monde, changer d'idéal*, 2026.
Patrick Ange RAOULT, *Le corps en psychologie clinique, Affect, corporéité, souffrance psychique*, 2026.
Matthieu POIROT, *Les dettes psychologiques au travail, Prévenir et réguler les tensions psychosociales* dans les organisations, 2026.
Aristide MIGUEL, *Les racines de la violence noire en contexte postcolonial, Études clinique, politique et sociologique*, 2026.
Gloria DOUAIHY, *Autisme et résilience parentale. Étude clinique auprès de parents libanais et accompagnement psychologique face au trouble du spectre de l'autisme de l'enfant*, 2026.
Hervé HUBERT, *Le mental, une production sociale ?* 2026.

Approche ethnopsychiatrique de la sémiologie et des liens intergénérationnels dans les troubles mentaux en Afrique

Psycho - logiques

Collection fondée par Philippe Brenot
et dirigée par Joël Bernat

Sans exclusives ni frontières, les logiques président au fonctionnement psychique comme à la vie relationnelle. Toutes les pratiques, toutes les écoles ont leur place dans Psycho - logiques.

Dernières parutions

Annick CUDRÉ-MAUROUX, *accompagner dans la complexité. Clinique intégrative des comportements-défis des personnes présentant une déficience intellectuelle,* 2026.
Noëlla KALENGA NONGOLOLA, *La psychiatrie à Lubumbashi. Approches clinique et culturelle*, 2026.
Robert GOUBERT-GAEBELE, *Amour, divorce et les enfants. Aimer mieux, se séparer, protéger mieux…*, 2026.
Géraldine ROUXEL, Maud BESANÇON, Caroline AUFFRAY, Amandine DUBOIS et Sonya YAKIMOVA (dir.), *Comprendre et mesurer la variabilité psychologique. Recherches actuelles,* 2026.
Patrick LAURENS, *L'homme modeste, Sortir des pathologies de l'individu hypermoderne, Changer de monde, changer d'idéal*, 2026.
Patrick Ange RAOULT, *Le corps en psychologie clinique, Affect, corporéité, souffrance psychique*, 2026.
Matthieu POIROT, *Les dettes psychologiques au travail, Prévenir et réguler les tensions psychosociales* dans les organisations, 2026.
Aristide MIGUEL, *Les racines de la violence noire en contexte postcolonial, Études clinique, politique et sociologique,* 2026.
Gloria DOUAIHY, *Autisme et résilience parentale. Étude clinique auprès de parents libanais et accompagnement psychologique face au trouble du spectre de l'autisme de l'enfant*, 2026.
Hervé HUBERT, *Le mental, une production sociale ?* 2026.

Mugisho Nfizi Koya

Approche ethnopsychiatrique de la sémiologie et des liens intergénérationnels dans les troubles mentaux en Afrique

L'Harmattan

Du même auteur

Guide pratique de sémiologie pédopsychiatrique. Elsevier Masson, Paris, 2022.
Guide pratique des thérapeutiques en pédopsychiatrique. Elsevier Masson, Paris, 2022.
Manuel de psychothérapie des liens. Soigner le patient dans ses relations précoces et actuelles. Éd. Baudelaire, Paris, 2023.
Communication non verbale ou langage mimo-gesto-postural et affectif non négatif dans la clinique des liens, éd. Book Envol, France, 2026.
Du corps familial au corps sociétal, quelle place occupe l'adolescent avec son corps biologique changeant ? Éd. Book Envol, France, 2026.
Cadre thérapeutique : architecture de la rencontre et outil de transformation dans la clinique des liens, éd. Lys Bleu, France, 2026.
Confiage et liens : éclairages cliniques sur la culture Bashi ! Éd. Baudelaire, Paris, 2026.
L'émergence de l'appareil psychique dans la clinique des liens. Éd. Edilivre, France, 2026.
Accordéon transgénérationnel outil novateur de la clinique des liens. Éd. Edilivre, France, 2026.
Position fœtale, position sécure dans les liens thérapeutiques. Éd. Edilivre, France, 2026.
Le puzzle thérapeutique. Outil novateur de la clinique des liens ! Éd. Edilivre, France, 2026.
Contribution de la clinique des liens au développement psychologique des adolescents. Éd. Book Envol, France, 2026.
La clinique des liens face à la séparation parentale : perturbations interactives et enjeux thérapeutiques, Éd. Book Envol, France, 2026.
Enlacement psychocorporel, un mode de tricotage des liens thérapeutiques, éd. Harmattan, Paris, 2026.

5-7, rue de l'École polytechnique - 75005 Paris
www.editions-harmattan.fr
ISBN : 978-2-336-64484-4
EAN : 9782336644844
Dépôt légal : août 2026

Dédicace

À toi, mon cher Agisha Nfizi Koya,

Parmi les plus beaux dons que la vie m'a accordés, il y a le privilège d'être ton père. Le jour où tu es venu au monde, quelque chose s'est profondément transformé en moi. Tu ne m'as pas seulement donné un fils ; tu m'as donné une nouvelle identité. Depuis ce jour, je porte avec bonheur ce nom que tu prononces avec tant de simplicité et qui résume pourtant toute une existence : **Papa**.

Tu es pour moi une lumière, une source d'espérance et un rappel quotidien que la vie ne s'arrête jamais à une génération. En te regardant grandir, je contemple déjà un avenir qui me dépasse. Je pense à tes frères et à tes sœurs, puis à vos enfants, à vos petits-enfants, à ceux qui naîtront bien après nous et qui porteront encore, chacun à leur manière, une part de notre histoire. Cette pensée m'apaise profondément, car je sais que les racines de notre famille ne cesseront jamais de s'étendre tant que vous continuerez à les faire vivre.

Être **Mushi**, ce n'est pas seulement appartenir à un peuple ; c'est recevoir un héritage vivant. C'est apprendre que l'identité n'est jamais une prison, mais une force intérieure qui permet d'aller librement à la rencontre des autres sans jamais se perdre. Nos racines ne nous enferment pas ; elles nous donnent au contraire la stabilité nécessaire pour découvrir d'autres cultures, d'autres langues, d'autres façons de penser, de croire et d'habiter le monde, sans renoncer à ce que nous sommes. Celui qui connaît la profondeur de ses racines ne craint pas l'altérité ; il sait dialoguer, apprendre et grandir.

Je souhaite qu'au fil des années tu découvres la richesse de cette culture qui est la nôtre. Tu comprendras progressivement combien elle est porteuse d'une profonde sagesse, d'un respect authentique de la personne humaine, d'un sens élevé de la famille, des anciens, de la solidarité et, surtout, d'une reconnaissance humble de l'Être Suprême, source de toute vie. Là où d'autres verront parfois des traditions difficiles à comprendre, je souhaite que tu puisses discerner leur intelligence, leur humanité et leur capacité à nourrir ton propre discernement.

Cet ouvrage t'est dédié parce qu'il parle précisément de ces liens invisibles qui façonnent les êtres humains bien avant qu'ils en prennent conscience. Il parle de transmission, de mémoire, de famille, de culture et d'identité. J'espère qu'un jour, en le parcourant, tu comprendras que derrière chacune de ses pages se trouve aussi une part de ton histoire. Tu y découvriras peut-être pourquoi ton père a consacré tant d'années à chercher comment les liens construisent les personnes, comment ils peuvent parfois les faire souffrir, mais aussi comment ils peuvent les guérir.

Tu m'as conduit vers des territoires de réflexion que je n'aurais probablement jamais explorés sans toi. Tu as élargi mon regard sur la vie, sur le temps, sur la transmission et sur l'avenir. Grâce à toi, je pense désormais en générations plutôt qu'en années. Tu m'as appris qu'un père ne construit pas seulement pour lui-même, mais pour ceux qui viendront longtemps après lui.

Mon plus grand souhait est que tu grandisses libre, profondément enraciné et pleinement ouvert au monde ; que tu développes une intelligence éclairée par la connaissance, une force guidée par la bonté, une liberté nourrie par la responsabilité et une foi capable de respecter chaque être humain dans sa dignité. Je souhaite que tu deviennes un homme qui éclaire davantage qu'il ne domine, qui rassemble davantage qu'il ne divise, qui transmet davantage qu'il ne possède.

Nos anciens disent avec sagesse : « **Mushi ajirwa n'o wabo** ». Un Mushi est façonné par les siens. Aujourd'hui, j'ajouterais volontiers que les siens sont également façonnés par lui. Car, en acceptant de naître dans notre famille, c'est toi qui m'as transformé. Tu as ravivé en moi des espérances nouvelles, donné un sens renouvelé à mes engagements et ouvert devant moi des horizons que je n'imaginais pas.

Merci d'avoir choisi cette lignée pour écrire les premières pages de ton histoire.

Je t'aime d'un amour qui ne connaît ni mesure ni condition.

Que l'avenir t'ouvre des chemins plus grands encore que ceux dont j'ai pu rêver pour toi.

Ton Papa.

Remerciements

La réalisation de cet ouvrage est le fruit d'un long cheminement intellectuel, clinique et humain. Il n'aurait pu voir le jour sans le concours, le soutien et la confiance de nombreuses personnes que nous souhaitons remercier avec sincérité et gratitude.

Nos premiers remerciements s'adressent à notre éditeur, qui a accueilli ce projet avec intérêt et bienveillance. Son engagement en faveur de la diffusion des savoirs scientifiques et de la réflexion transculturelle a permis à ce travail d'aboutir et de trouver sa place dans le paysage des sciences humaines, médicales et psychiatriques.

Nous adressons également notre profonde reconnaissance à nos lectrices et lecteurs. Leur curiosité, leurs questionnements et leur confiance constituent une source permanente de motivation. Nous espérons que cet ouvrage contribuera à nourrir leur réflexion sur les liens entre culture, sémiologie, souffrance psychique et pratiques thérapeutiques. Chaque lecture représente une rencontre, et toute rencontre ouvre la possibilité d'un dialogue fécond entre les savoirs et les expériences.

Nous souhaitons exprimer une gratitude toute particulière à nos patients, venus d'horizons culturels, linguistiques, religieux et géographiques différents. Ils nous ont confié leurs histoires de vie, leurs souffrances, leurs espoirs et parfois leurs silences. Ils ont été, au fil des années, nos plus grands maîtres. Grâce à eux, nous avons appris que la maladie mentale ne peut être comprise en dehors de l'histoire singulière de chaque personne, de sa famille, de sa culture et de ses liens. Cet ouvrage leur est dédié, dans le respect de leur dignité, de leur courage et de la confiance qu'ils nous ont accordée.

Nous remercions également les familles rencontrées au cours de notre pratique clinique. Elles nous ont permis de comprendre combien la souffrance psychique est souvent une souffrance partagée, inscrite dans les liens de filiation, d'appartenance et de transmission. Leur collaboration a enrichi notre réflexion sur la clinique des liens et sur les approches transculturelles du soin.

Notre reconnaissance s'étend aux nombreux collègues, enseignants, chercheurs, thérapeutes, référents culturels, guides religieux et acteurs communautaires qui ont nourri notre réflexion au fil des années. Chacun, à sa manière, a contribué à approfondir notre compréhension de la complexité humaine et de la diversité des modes de pensée du monde.

Enfin, nous adressons nos remerciements les plus affectueux à notre famille, qui demeure notre premier lieu d'ancrage, de soutien et d'inspiration.

À notre épouse, Madame Bahati NFIZI KOYA, pour sa présence constante, sa patience, sa compréhension et son soutien indéfectible tout au long de ce parcours scientifique et humain. Son écoute attentive et sa confiance ont constitué une source précieuse d'encouragement dans les moments de doute comme dans les moments de joie.

À nos enfants, Agisha, Ahima et Ahima, pour leur amour, leur tendresse et la lumière qu'ils apportent chaque jour à notre existence. Leur présence nous rappelle continuellement l'importance de la transmission, du lien et de l'espérance. Ils nous enseignent, souvent sans le savoir, que toute connaissance n'a de valeur que lorsqu'elle demeure au service de l'humain.

Que chacun trouve ici l'expression de notre profonde gratitude.

Prologue

La santé mentale ne se laisse jamais enfermer dans une seule discipline, une seule théorie ou une seule culture. Si la psychiatrie contemporaine a permis d'affiner considérablement la description des troubles mentaux grâce à la sémiologie clinique, l'expérience quotidienne du clinicien rappelle qu'aucun symptôme n'existe en dehors du monde de significations dans lequel il apparaît. La souffrance psychique est toujours portée par une histoire, un langage, des croyances, une famille, une société et une culture. Elle est autant une réalité biologique qu'une expérience humaine.

L'observation clinique auprès de patients issus de contextes culturels variés, en Afrique comme en Europe, conduit progressivement à une évidence : les classifications psychiatriques internationales, aussi indispensables soient-elles, ne suffisent pas toujours à rendre compte de la manière dont les individus vivent, comprennent et expriment leur souffrance. Entre le langage du clinicien et celui du patient subsiste souvent un espace de traduction où se rencontrent des systèmes de pensée différents, parfois complémentaires, parfois divergents. C'est dans cet espace que se construit véritablement la clinique transculturelle.

Le présent ouvrage est né de cette rencontre. Il trouve son origine dans plusieurs années de pratique clinique, d'enseignement et de recherche consacrées à la psychiatrie, à la pédopsychiatrie, à l'ethnopsychiatrie et à ce que nous avons progressivement conceptualisé sous le nom de **clinique des liens**. Cette approche considère que le symptôme ne peut être compris indépendamment des relations qui organisent l'existence du sujet. La souffrance psychique ne prend sens qu'à la lumière des liens précoces, des transmissions intergénérationnelles, des appartenances familiales, des contextes sociaux et des univers culturels dans lesquels la personne s'est construite.

L'étude de la culture shi, au Sud-Kivu, offre un terrain particulièrement fécond pour explorer cette articulation entre sémiologie, culture et relations humaines. Bien avant l'émergence de la psychiatrie moderne, cette société avait élaboré une véritable nosographie vernaculaire permettant de reconnaître, de différencier et d'interpréter les diverses manifestations de la souffrance psychique. Derrière les catégories populaires se dessine une observation clinique d'une remarquable finesse, où les comportements, les émotions, les ruptures relationnelles, les dimensions spirituelles et les représentations sociales s'entrelacent dans une compréhension globale de la maladie.

L'objectif de cet ouvrage n'est ni de substituer les classifications traditionnelles aux classifications psychiatriques contemporaines, ni d'opposer les savoirs locaux aux connaissances scientifiques actuelles. Une telle opposition serait aussi stérile qu'artificielle. Notre ambition est au contraire de montrer que ces différents systèmes de pensée peuvent dialoguer et s'enrichir mutuellement. La psychiatrie biomédicale apporte la rigueur de l'observation clinique, des neurosciences et de la recherche scientifique ; les savoirs culturels, quant à eux, éclairent les significations que les individus et les communautés attribuent à la souffrance, aux symptômes et aux processus de guérison.

Cette réflexion s'inscrit dans une conviction qui traverse l'ensemble de nos travaux : le patient n'arrive jamais seul en consultation. Avec lui entrent son histoire, ses liens familiaux, les générations qui l'ont précédé, les récits qui ont façonné son identité, les croyances qui organisent sa compréhension du monde et les attentes de ceux qui l'entourent. Même lorsqu'ils sont absents physiquement, les proches demeurent présents dans la vie psychique du sujet. De la même manière, la culture continue d'habiter l'individu, y compris lorsqu'il s'en éloigne géographiquement ou socialement.

Cette réalité est particulièrement visible dans les sociétés africaines où l'identité individuelle demeure profondément inscrite dans un réseau de relations familiales, communautaires et symboliques. Toutefois, elle ne leur est pas exclusive. Toute existence humaine se construit dans un tissu de liens. En ce sens, les enseignements issus de la culture shi dépassent largement leur contexte d'origine. Ils invitent à repenser la pratique psychiatrique partout où le clinicien rencontre des patients porteurs d'univers culturels différents du sien.

Cet ouvrage s'adresse aux psychiatres, pédopsychiatres, psychologues, psychothérapeutes, anthropologues, infirmiers en santé mentale, travailleurs sociaux, étudiants et chercheurs, mais également à tous ceux qui s'intéressent aux rapports entre culture, psychopathologie et soins. Il propose une lecture croisée de la sémiologie psychiatrique, de l'ethnopsychiatrie et de la clinique des liens afin d'ouvrir de nouvelles perspectives pour une psychiatrie véritablement intégrative.

À une époque marquée par les migrations, la mondialisation des échanges et la diversité croissante des populations, la compétence transculturelle n'est plus une spécialisation marginale ; elle devient une exigence fondamentale de toute pratique clinique. Comprendre les symptômes suppose désormais de comprendre les mondes auxquels ils appartiennent. Observer un comportement ne suffit plus ; il faut également en saisir les significations, les appartenances et les liens qui le rendent intelligible.

Plus qu'une étude consacrée au peuple shi, cet ouvrage propose ainsi une réflexion sur la manière dont les cultures construisent le sens de la souffrance psychique et sur les conditions d'un dialogue fécond entre les savoirs traditionnels et les connaissances scientifiques contemporaines. Il plaide pour une psychiatrie capable d'écouter simultanément les symptômes, les récits, les familles, les cultures et les liens qui unissent chaque être humain à son histoire.

Car, au-delà des différences de langues, de croyances ou de classifications diagnostiques, une même réalité demeure : la souffrance psychique est toujours celle d'un être humain inscrit dans des liens. Comprendre ces liens, les respecter et, lorsque cela est possible, contribuer à les restaurer, constitue sans doute l'une des missions les plus profondes de la psychiatrie contemporaine.

Avant-propos

« Approche ethnopsychiatrique de la sémiologie et des liens intergénérationnels dans les troubles mentaux en Afrique », cet ouvrage s'inscrit dans la continuité de nos travaux consacrés aux représentations socioculturelles de la maladie mentale chez le peuple Shi, publiés en 2016 sous le titre *Les aspects socioculturels des troubles mentaux chez le peuple Shi d'hier et d'aujourd'hui : quelle prise en charge efficace ?* Dix années de pratique clinique, d'enseignement, de recherche en ethnopsychiatrie, en pédopsychiatrie, en psychiatrie et en clinique des liens nous conduisent aujourd'hui à approfondir une question essentielle : quelle place occupe la sémiologie dans la compréhension et la prise en charge du trouble mental lorsqu'il est inscrit dans un univers culturel spécifique ?

La psychiatrie moderne a développé des classifications diagnostiques rigoureuses, fondées sur l'observation des signes et symptômes. Pourtant, aucun symptôme n'apparaît en dehors d'un contexte relationnel, familial, historique et culturel. La sémiologie psychiatrique n'est jamais une simple collecte de manifestations pathologiques ; elle constitue un travail d'interprétation où le clinicien tente de comprendre ce que le symptôme signifie pour le patient, pour sa famille et pour le groupe social auquel il appartient.

L'ethnopsychiatrie nous a appris qu'un même phénomène clinique peut recevoir des significations radicalement différentes selon les contextes culturels. La clinique des liens, quant à elle, nous rappelle que la souffrance psychique ne se réduit pas à un dysfonctionnement individuel mais qu'elle affecte l'ensemble des systèmes relationnels dans lesquels la personne est inscrite. Entre ces deux approches, la sémiologie devient un pont indispensable. Elle permet au thérapeute d'observer les manifestations de la souffrance tout en respectant les cadres culturels qui leur donnent sens.

Chez le peuple Shi, la maladie mentale ne concerne jamais uniquement l'individu. Elle engage simultanément la famille, le clan, les ancêtres, les autorités coutumières, les référents religieux et l'ensemble du tissu social. Le symptôme est perçu comme un événement relationnel. Il interroge les alliances, les filiations, les conflits familiaux, les transgressions morales, les dettes symboliques et les rapports entre le monde visible et invisible.

Ainsi, lorsqu'un patient présente un délire, des hallucinations, un retrait social, des troubles du comportement ou un état dépressif, la société Shi ne se limite pas à constater une altération des fonctions psychiques. Elle cherche immédiatement à comprendre la cause de cette rupture de l'équilibre. Les explications mobilisent les ancêtres, la sorcellerie, la malédiction, la transgression des interdits, le péché, ou encore l'action d'entités spirituelles. Ces interprétations ne doivent pas être considérées comme de simples croyances irrationnelles. Elles constituent de véritables systèmes explicatifs qui organisent les conduites thérapeutiques et orientent les parcours de soins.

L'une des principales difficultés rencontrées par le clinicien contemporain réside précisément dans l'écart entre la sémiologie psychiatrique occidentale et les catégories culturelles locales. Là où le psychiatre identifie une schizophrénie, une psychose aiguë, un trouble bipolaire ou un épisode dépressif majeur, la famille peut reconnaître un ensorcellement, une attaque spirituelle ou une sanction ancestrale. Ces deux lectures ne s'excluent pas nécessairement. Elles traduisent des niveaux différents de compréhension d'une même réalité humaine.

C'est pourquoi la sémiologie transculturelle occupe une place centrale dans cet ouvrage. Elle permet de dépasser l'opposition stérile entre savoir scientifique et savoir culturel. Elle invite le thérapeute à comprendre comment les signes sont nommés, décrits, interprétés et pris en charge dans leur contexte d'émergence. Le symptôme devient alors un langage. Il raconte non seulement une souffrance individuelle, mais également l'histoire d'une famille, d'un groupe et d'une culture.

Les nombreuses expressions utilisées dans la langue Mashi pour désigner les troubles mentaux illustrent cette richesse sémiologique. Les termes tels que *Bulwazi bw'irhwe*, *Ku guruka*, *Kusiraha*, *Naburhumbi*, *Ntundu* ou encore *Kuheza irhwe* ne constituent pas de simples appellations populaires. Ils témoignent d'une observation fine des comportements humains et d'une véritable nosographie culturelle. Derrière chacun de ces mots se cache une tentative collective de classer, comprendre et donner sens à des manifestations psychiques parfois déroutantes.

Pour le clinicien, ces désignations locales représentent des indicateurs précieux. Elles renseignent sur la manière dont la famille perçoit la gravité des troubles, sur les attentes thérapeutiques, sur les risques de stigmatisation, mais aussi sur les ressources disponibles pour accompagner le patient. Elles constituent une porte d'entrée privilégiée dans l'univers symbolique du sujet.

Dans cette perspective, la sémiologie n'est plus uniquement un outil diagnostique ; elle devient un outil relationnel. Elle aide le thérapeute à établir une alliance thérapeutique avec le patient et son entourage. Elle favorise la compréhension mutuelle entre les différents acteurs impliqués dans le soin : psychiatres, psychologues, infirmiers, travailleurs sociaux, guérisseurs traditionnels, responsables religieux et autorités coutumières.

La clinique des liens enrichit davantage cette approche. Elle nous enseigne que le symptôme peut être compris comme un révélateur des tensions présentes dans les systèmes relationnels. Le délire, le retrait social, l'agitation ou la dépression deviennent parfois les expressions visibles de conflits invisibles traversant les générations. Dans cette perspective, le travail thérapeutique consiste non seulement à réduire les symptômes mais aussi à restaurer les liens fragilisés entre le sujet, sa famille et son environnement social.

Cette conception rejoint plusieurs observations déjà formulées par Dope K. et ses collaborateurs lorsqu'ils soulignent que le recours au tradithérapeute permet souvent de rétablir les rapports familiaux et communautaires perturbés (DOPE K. et al., 2009 : 573-579). Elle rejoint également les réflexions de Contini E. sur la nécessité d'une négociation thérapeutique impliquant plusieurs acteurs du soin (CONTINI E., 1995 : 79). La prise en charge efficace du trouble mental ne peut être pensée sans tenir compte des systèmes de représentation qui structurent la vie psychique des patients.

Cet ouvrage propose donc une démarche originale : articuler les outils de la sémiologie psychiatrique classique avec ceux de l'ethnopsychiatrie et de la clinique des liens. Il ne s'agit ni de folkloriser les croyances culturelles ni de renoncer aux exigences scientifiques de la psychiatrie contemporaine. L'objectif est plutôt de construire une pratique clinique capable d'accueillir simultanément le savoir médical et le savoir culturel.

Le peuple Shi nous offre un terrain d'observation exceptionnel pour penser cette articulation. Les concepts culturels qui organisent la compréhension de la maladie mentale révèlent des dimensions universelles de l'expérience humaine : la quête de sens, la peur de la désorganisation psychique, la nécessité du lien social, le besoin de protection et la recherche d'une guérison qui réconcilie l'individu avec lui-même, avec sa famille et avec sa communauté.

À travers cette réflexion, nous espérons offrir aux cliniciens, chercheurs, étudiants et intervenants psychosociaux des outils pratiques pour développer une approche véritablement transculturelle de la souffrance psychique. Car soigner ne consiste pas seulement à reconnaître des symptômes ; soigner consiste également à comprendre le monde dans lequel ces symptômes prennent sens.

La sémiologie transculturelle apparaît ainsi comme une discipline de rencontre. Rencontre entre les savoirs, entre les cultures, entre les générations, mais surtout rencontre entre le patient et le thérapeute. C'est dans cet espace de dialogue que peut émerger une prise en charge respectueuse, efficace et profondément humaine.

L'auteur

Sommaire

Avertissement au lecteur

Le présent ouvrage s'inscrit dans une démarche de psychiatrie transculturelle, d'ethnopsychiatrie et de clinique des liens. Il vise à mettre en dialogue deux registres complémentaires de compréhension de la souffrance psychique : d'une part, les outils de la sémiologie psychiatrique et pédopsychiatrique contemporaine, fondés sur l'observation clinique et les connaissances scientifiques actuelles ; d'autre part, les représentations culturelles, les systèmes de croyances et les pratiques thérapeutiques traditionnelles du peuple Shi (Bashi) de l'Est de la République démocratique du Congo.

Cet ouvrage ne cherche ni à opposer ni à hiérarchiser les savoirs scientifiques et les savoirs culturels. Il propose plutôt d'explorer les différentes manières dont une société donne sens à la maladie mentale, à ses causes, à ses manifestations et à ses modes de prise en charge. Les croyances, récits, interprétations et pratiques rapportés ici sont présentés comme des faits culturels et sociaux observés sur le terrain ou recueillis auprès des acteurs concernés. Leur description ne constitue en aucun cas une validation scientifique de leur efficacité, de leur véracité ou de leur causalité.

Le lecteur est invité à considérer les concepts de sorcellerie, d'ensorcellement, de possession, de malédiction, d'intervention ancestrale ou de toute autre explication spirituelle dans leur contexte anthropologique et culturel. Ces représentations participent à l'organisation des liens sociaux, à la compréhension locale de la souffrance et aux parcours de soins des patients. Elles constituent, pour le clinicien transculturel, des éléments essentiels de compréhension du vécu du sujet et de son entourage.

L'objectif principal de ce travail est de fournir aux professionnels de la santé mentale, aux chercheurs, aux travailleurs sociaux, aux médiateurs culturels et aux étudiants des outils de réflexion leur permettant d'articuler la clinique psychiatrique avec les réalités culturelles des populations rencontrées. Une meilleure connaissance des référents culturels favorise une pratique clinique respectueuse, contextualisée et adaptée à la singularité des personnes et des groupes humains.

Les descriptions diagnostiques proposées dans cet ouvrage s'appuient sur les connaissances contemporaines en psychiatrie, tout en reconnaissant les limites de toute classification lorsqu'elle est confrontée à la diversité des expériences humaines et culturelles. Les correspondances établies entre certaines expressions locales et des catégories psychiatriques occidentales doivent donc être comprises comme des hypothèses cliniques et des outils de travail, et non comme des équivalences absolues.

Enfin, cet ouvrage se veut une contribution au dialogue entre les disciplines, les cultures et les systèmes de soins. Il défend une approche humaniste de la santé mentale, fondée sur le respect de la dignité de la personne, la lutte contre la stigmatisation et la reconnaissance de la pluralité des voies d'accès au sens et au soin.

L'auteur

En guise d'ouverture

La compréhension de la souffrance psychique constitue l'un des défis majeurs de la psychiatrie contemporaine. Si les classifications diagnostiques et les outils de la sémiologie psychiatrique ont permis d'affiner l'observation clinique et la reconnaissance des troubles mentaux, l'expérience quotidienne du praticien rappelle que tout symptôme s'inscrit dans une histoire, une culture, une communauté et un système de représentations qui lui confèrent une signification particulière. La maladie mentale ne se réduit jamais à un ensemble de signes cliniques isolés ; elle se manifeste au sein d'un tissu relationnel, familial, social, spirituel et culturel qui participe à son expression, à sa compréhension et à sa prise en charge.

Cet ouvrage est né de cette conviction fondamentale. En tant que médecin, sensible à la clinique des liens de l'ethnopsychiatrie, de la sémiologie pédopsychiatrique et psychiatrique, nous avons souhaité approfondir la question de la sémiologie du trouble mental à travers une approche culturelle et transculturelle. Notre réflexion s'inscrit dans la continuité de nos travaux antérieurs consacrés au peuple Shi de l'Est de la République démocratique du Congo, notamment notre ouvrage publié en 2016, *Les aspects socioculturels des troubles mentaux chez le peuple Shi d'hier et d'aujourd'hui : quelle prise en charge efficace ?*

Dix années de pratique clinique, d'observations de terrain, de recherches et de rencontres avec les patients, leurs familles et les différents référents sociaux nous ont conduits à approfondir cette réflexion. Le présent ouvrage ne se limite plus à l'étude des représentations socioculturelles de la maladie mentale. Il ambitionne de construire un véritable dialogue entre les outils de la sémiologie psychiatrique classique et les savoirs culturels qui organisent la compréhension de la souffrance psychique au sein des communautés humaines.

Cette démarche repose sur un constat simple : le clinicien ne rencontre jamais un symptôme « pur ». Derrière chaque délire, chaque hallucination, chaque état dépressif, chaque retrait autistique ou chaque trouble du comportement se trouvent des systèmes d'interprétation qui donnent sens à l'expérience vécue. Ces systèmes mobilisent tantôt les ancêtres, les esprits, la sorcellerie, la faute morale, le péché, la malédiction, les liens familiaux ou les conflits communautaires. Ignorer ces représentations revient souvent à priver le patient d'une partie essentielle de son histoire et à rendre difficile l'alliance thérapeutique.

La clinique des liens nous enseigne que le sujet n'existe jamais seul. Il se construit dans un réseau de relations visibles et invisibles, horizontales et verticales, contemporaines et transgénérationnelles. Cette réalité est particulièrement manifeste au sein de la culture bashi, où l'identité individuelle demeure intimement liée à la famille, au clan, aux ancêtres et à la communauté. Le célèbre adage shi, *« O'muntu ajirhwa n'owabo »* (« l'homme est fait par un autre homme »), rappelle que la souffrance psychique affecte toujours plus qu'un individu : elle concerne l'ensemble du groupe auquel il appartient.

Le peuple Bashi, installé dans la région du Bushi, au Sud-Kivu, dans l'Est de la République démocratique du Congo, possède une richesse anthropologique exceptionnelle pour comprendre les articulations entre culture et santé mentale. Le terme *Bushi* désigne à la fois un territoire, une organisation sociale et un univers culturel. Les habitants sont appelés *Bashi* au pluriel et

Mushi au singulier. Les représentations de la maladie mentale qui s'y développent témoignent d'une conception globale de l'être humain où le biologique, le psychologique, le social, le spirituel et le cosmique demeurent profondément imbriqués.

Toutefois, l'ambition de cet ouvrage dépasse largement le seul cadre de la culture shi. Notre objectif est de proposer des outils cliniques susceptibles d'être mobilisés dans toute pratique transculturelle. Comment un thérapeute issu d'une autre culture peut-il comprendre les logiques qui organisent la souffrance psychique de ses patients ? Comment articuler les classifications internationales des troubles mentaux avec les catégories populaires locales ? Comment construire une alliance thérapeutique lorsque les explications du patient, de sa famille et du clinicien semblent contradictoires ? Comment utiliser la culture comme ressource thérapeutique plutôt que comme obstacle au soin ?

Ces interrogations constituent le fil conducteur de ce travail. Elles s'inscrivent également dans le prolongement de nos recherches cliniques récentes, notamment celles consacrées au cas de Cirezi, jeune fille au pair étudiée en 2026, qui ont mis en évidence la nécessité de développer des modèles de compréhension capables d'intégrer simultanément les dimensions psychiques, relationnelles et culturelles de la souffrance humaine.

L'originalité de cet ouvrage réside dans la mise en commun de deux champs complémentaires : la sémiologie psychiatrique, qui décrit et analyse les manifestations du trouble mental, et la clinique des liens, qui étudie les interactions entre le sujet et son environnement relationnel. Cette articulation permet d'élargir la lecture clinique traditionnelle et d'offrir aux professionnels de santé mentale des outils adaptés à la diversité culturelle des patients rencontrés aujourd'hui.

Dans un monde marqué par les migrations, les déplacements de population, la mondialisation des échanges et la rencontre permanente des cultures, la psychiatrie ne peut plus se concevoir comme une discipline indépendante des contextes sociaux et culturels. Le défi contemporain consiste à maintenir la rigueur scientifique de l'observation clinique tout en reconnaissant la pluralité des systèmes de sens qui organisent l'expérience humaine.

Cet ouvrage se veut donc à la fois scientifique, clinique et humaniste. Il s'adresse aux psychiatres, pédopsychiatres, psychologues, anthropologues, travailleurs sociaux, infirmiers, éducateurs, médiateurs culturels, étudiants et à tous ceux qui souhaitent approfondir leur compréhension des liens complexes entre culture et santé mentale.

Notre souhait est que ce travail contribue à renforcer le dialogue entre les savoirs académiques et les savoirs populaires, entre les pratiques biomédicales et les ressources culturelles locales, afin de promouvoir une psychiatrie plus attentive à l'histoire des personnes, à leurs appartenances et à leurs liens. Car comprendre la maladie mentale exige non seulement d'observer les symptômes, mais aussi d'écouter les récits, les croyances, les souffrances et les espoirs qui les accompagnent.

C'est à cette rencontre entre sémiologie, culture et clinique des liens que nous invitons le lecteur.

Introduction générale

La souffrance psychique et les troubles mentaux constituent des réalités universelles dont les manifestations, les significations et les modalités de prise en charge varient selon les contextes historiques, sociaux et culturels dans lesquels ils prennent forme. Si la psychiatrie contemporaine a permis d'affiner la description des symptômes et d'améliorer les outils diagnostiques et thérapeutiques, l'expérience clinique montre que les signes de la maladie mentale ne peuvent être compris indépendamment des systèmes de représentations, des croyances, des liens familiaux et des référents symboliques propres à chaque société.

La psychiatrie transculturelle, l'ethnopsychiatrie et l'anthropologie clinique ont largement démontré que les symptômes psychiatriques ne sont jamais de simples manifestations biologiques ou psychologiques isolées. Ils s'inscrivent dans un univers de sens construit collectivement, où interviennent les valeurs culturelles, les structures de parenté, les traditions spirituelles, les dynamiques communautaires ainsi que les rapports que l'individu entretient avec son environnement. Dès lors, la sémiologie psychiatrique ne peut se limiter à une lecture descriptive des signes cliniques ; elle doit également intégrer les dimensions relationnelles, culturelles et symboliques qui participent à leur émergence, à leur interprétation et à leur évolution.

C'est dans cette perspective que s'inscrit le présent ouvrage. En tant que médecin, nous avons progressivement développé une réflexion clinique visant à articuler l'analyse des symptômes psychiatriques avec celle des systèmes relationnels et culturels dans lesquels ils s'expriment. Cette réflexion constitue le prolongement naturel de nos travaux antérieurs consacrés à la culture bashi.

Nos travaux ont mis en évidence l'importance fondamentale des représentations culturelles dans la compréhension de la maladie mentale, ainsi que leur influence sur les parcours thérapeutiques des patients et de leurs familles. Il avait également montré combien les explications populaires, religieuses, spirituelles ou ancestrales continuent d'orienter les attitudes sociales face à la souffrance psychique, même dans des contextes où les modèles biomédicaux sont largement diffusés.

Le présent ouvrage se situe dans la continuité de cette démarche tout en élargissant considérablement son champ d'investigation. Notre ambition n'est plus seulement de décrire les représentations culturelles de la maladie mentale au sein du peuple Bashi, mais de proposer une véritable sémiologie transculturelle des troubles psychiques, enrichie par les apports de la clinique des liens. Il s'agit de montrer comment les connaissances issues d'une culture particulière peuvent devenir des outils cliniques pertinents pour tout professionnel de santé mentale confronté à la diversité culturelle.

Au fil de notre pratique clinique, l'expertise acquise dans le domaine de l'ethnopsychiatrie s'est progressivement conjuguée à celle de la clinique des liens. Cette rencontre disciplinaire nous a conduits à considérer que le symptôme psychiatrique ne peut être pleinement compris indépendamment des systèmes relationnels dans lesquels il s'inscrit. Le trouble mental apparaît alors comme une réalité multidimensionnelle à la fois individuelle, familiale, communautaire, historique et culturelle. Son expression, son évolution et son devenir dépendent largement des liens qui unissent la personne à son groupe d'appartenance, à ses ancêtres, à ses croyances, à son environnement social et aux institutions qui l'entourent.

Une interrogation centrale traverse ainsi l'ensemble de cet ouvrage : comment un clinicien appartenant à une culture différente de celle de son patient peut-il mobiliser les connaissances culturelles pour comprendre la souffrance psychique et construire une intervention thérapeutique pertinente ? Plus largement encore, comment les savoirs issus d'une culture particulière peuvent-ils contribuer à l'élaboration d'outils cliniques susceptibles d'enrichir la pratique transculturelle dans des contextes divers ?

Pour répondre à ces questions, notre réflexion prend appui sur la culture du peuple Bashi, implanté dans la région du Bushi, à l'Est de la République démocratique du Congo, principalement dans la province du Sud-Kivu. Comme souligné plus haut, nous insistons en disant que le terme *Bushi* désigne à la fois un espace géographique, une organisation sociale et un univers culturel. Les habitants de cette région sont appelés *Bashi* au pluriel et *Mushi* au singulier. Cette société, riche de traditions ancestrales, de représentations spirituelles complexes et de formes originales d'organisation communautaire, constitue un terrain privilégié pour l'étude des interactions entre culture, santé mentale et liens sociaux.

Nos travaux cliniques récents, notamment l'étude consacrée à Cirezi, jeune fille au pair, réalisée en 2026, ont confirmé l'intérêt d'une approche intégrative associant la sémiologie psychiatrique classique, l'analyse des liens et la compréhension des référents culturels. Cette expérience a renforcé notre conviction qu'une clinique réellement adaptée aux réalités contemporaines doit être capable de tenir ensemble les exigences scientifiques de la psychiatrie moderne et les logiques culturelles qui organisent le vécu des patients.

La connaissance de la maladie mentale accompagne l'histoire de l'humanité depuis les origines. Selon les époques et les sociétés, les troubles psychiques ont été interprétés à travers des modèles explicatifs multiples : magiques, religieux, spirituels, sociaux ou scientifiques. L'émergence progressive du concept moderne de maladie mentale a profondément modifié le regard porté sur les personnes souffrantes. Toutefois, dans de nombreuses sociétés africaines, les modèles biomédicaux coexistent encore avec des explications faisant appel aux ancêtres, à la sorcellerie, aux forces invisibles ou aux dimensions spirituelles de l'existence.

La ville de Bukavu, chef-lieu du Sud-Kivu, illustre particulièrement cette coexistence entre tradition et modernité. Les représentations de la souffrance psychique s'y construisent à travers une véritable symbiose entre héritages ancestraux, influences religieuses et savoirs scientifiques contemporains. Les référents traditionnels continuent d'occuper une place importante dans les parcours de soins et dans les mécanismes de compréhension de la maladie mentale.

Dans ce contexte, plusieurs questions fondamentales émergent. Comment la maladie mentale est-elle conçue aujourd'hui dans cette société ? Dans quelle mesure les représentations culturelles influencent-elles l'expérience subjective de la souffrance psychique ? Pourquoi les personnes atteintes de troubles mentaux continuent-elles à être confrontées à des phénomènes de stigmatisation, d'exclusion ou de discrimination ? Quel rôle doivent jouer la famille, la communauté, les autorités traditionnelles, les responsables religieux et les professionnels de santé dans l'accompagnement thérapeutique ? Enfin, comment construire une clinique capable d'articuler les exigences de la psychiatrie scientifique avec les réalités culturelles vécues par les patients ?

Membre de cette communauté et praticien engagé dans le champ de la santé mentale, nous avons été particulièrement sensible au vécu psychologique des personnes souffrant de troubles mentaux ainsi qu'à celui de leurs proches. Cet ouvrage constitue également une démarche de témoignage scientifique et humain destinée à rendre visibles des expériences souvent méconnues ou insuffisamment prises en compte. Il vise à promouvoir une approche plus contextualisée, plus respectueuse de la diversité culturelle et plus attentive à la complexité des liens qui entourent la souffrance psychique.

Les objectifs poursuivis sont multiples. Il s'agit d'abord de contribuer à l'évolution des représentations sociales de la maladie mentale afin de réduire les mécanismes de culpabilisation qui pèsent sur les patients et leurs familles. Il s'agit ensuite d'encourager les professionnels de santé à intégrer davantage les dimensions culturelles, spirituelles et relationnelles dans leur pratique clinique. Enfin, cet ouvrage cherche à mettre en évidence le rôle essentiel des référents socioculturels dans la prévention, l'identification et la prise en charge des troubles psychiques.

Nous faisons l'hypothèse que les difficultés rencontrées dans la diffusion des connaissances en santé mentale résultent en partie de la rareté des spécialistes, mais également de l'insuffisante prise en compte des savoirs culturels locaux. Nous postulons que le discours psychiatrique ne peut être pleinement entendu et approprié que lorsqu'il dialogue avec les représentations culturelles des populations concernées. Une collaboration étroite entre psychiatres, psychologues, professionnels de santé, familles, patients, autorités traditionnelles, acteurs communautaires et responsables religieux apparaît dès lors comme une condition essentielle d'une prise en charge efficace et culturellement adaptée.

Cet ouvrage s'appuie sur une démarche clinique, analytique et ethnopsychiatrique. Il mobilise notre expérience de terrain, l'observation clinique, l'analyse des liens familiaux et communautaires, les entretiens réalisés auprès des populations concernées ainsi que les apports de la littérature scientifique internationale. Notre objectif est de proposer une sémiologie transculturelle des troubles mentaux qui puisse constituer un pont entre les savoirs psychiatriques contemporains et les connaissances culturelles locales.

À travers cette rencontre entre sémiologie psychiatrique, clinique des liens et ethnopsychiatrie, nous espérons contribuer à l'émergence d'une pratique clinique davantage ouverte à l'altérité culturelle, capable de reconnaître la diversité des modes d'expression de la souffrance psychique tout en maintenant les exigences scientifiques indispensables à la qualité des soins. Le présent ouvrage se veut ainsi un outil de réflexion, de formation et d'action destiné aux professionnels de santé mentale, aux chercheurs, aux étudiants ainsi qu'à tous ceux qui s'intéressent aux interactions complexes entre culture, liens sociaux et santé mentale.

Chapitre 1 – Sémiologie des réalités culturelles et clinique des liens chez le peuple Shi : vers une ethnopsychiatrie intégrative

Résumé du chapitre

Ce chapitre explore les représentations culturelles de la maladie mentale chez le peuple Shi, situé dans la région du Sud-Kivu en République démocratique du Congo. À partir d'une lecture sémiologique des discours, des pratiques et des logiques étiologiques locales, il met en évidence l'articulation entre causalité sociale, religieuse et surnaturelle. L'analyse montre que la maladie mentale y est conçue comme une rupture des liens communautaires autant qu'une atteinte individuelle. En mobilisant les apports de l'ethnopsychiatrie et de la clinique des liens, ce texte interroge la place de la sémiologie dans l'évaluation clinique transculturelle. Il plaide pour une approche intégrative où la sémiologie devient un outil central de décodage des souffrances psychiques situées, permettant de relier compréhension culturelle et pratique clinique.

Mots-clés

Sémiologie psychiatrique — ethnopsychiatrie — clinique des liens — culture Shi — maladie mentale — transculturalité — Bukavu — Sud-Kivu — stigmatisation — étiologie culturelle

Introduction du chapitre

La compréhension de la maladie mentale ne peut être dissociée des systèmes de représentations culturelles dans lesquels elle s'inscrit. Chez le peuple Shi, population bantoue vivant autour de Bukavu, la souffrance psychique est indissociable d'une organisation sociale, linguistique et symbolique fortement structurée autour de la solidarité communautaire et de la continuité entre visible et invisible.

Dans ce contexte, la sémiologie psychiatrique ne se limite pas à l'observation des symptômes individuels ; elle devient un outil d'interprétation des logiques culturelles de la souffrance. L'ethnopsychiatrie, en tant qu'approche écosystémique, permet d'élargir la compréhension du trouble mental à ses dimensions sociales, spirituelles et relationnelles.

Ce chapitre interroge ainsi la place du clinicien des liens face à ces systèmes explicatifs : comment articuler les catégories occidentales de la sémiologie psychiatrique avec les modèles locaux d'interprétation de la maladie ? Comment transformer cette tension en outil thérapeutique ?

Organisation sociale et cadre symbolique de la maladie chez le peuple Shi

Le peuple Shi est structuré selon une organisation sociale hiérarchisée articulée autour des familles, des clans, des groupements et des territoires, chacun étant placé sous l'autorité d'un Mwami (roi ou chef coutumier). Cette organisation s'accompagne d'une forte homogénéité linguistique, à travers la langue mashi, ainsi que d'une cohérence culturelle qui contribue à la transmission des valeurs, des normes et des représentations collectives.

Au-delà de sa fonction politique, cette organisation constitue un véritable cadre symbolique de compréhension de la souffrance psychique et de la maladie. Dans la société shi, l'individu ne se conçoit pas comme une entité autonome, mais comme un sujet inscrit dans un réseau de relations familiales, lignagères et communautaires. Le proverbe « O'muntu ajirhwa n'oh wabo » (« l'homme est fait par l'autre ») traduit cette conception profondément relationnelle de la personne. Le sujet existe à travers les liens qui le constituent et qui assurent son inscription dans une histoire familiale, sociale et ancestrale.

Dans cette perspective, la clinique des liens apparaît particulièrement pertinente pour comprendre les modalités locales d'expression de la souffrance psychique. Les troubles mentaux ne sont pas seulement appréhendés comme des dysfonctionnements individuels ; ils sont souvent interprétés comme l'expression d'une rupture, d'un déséquilibre ou d'une altération des liens qui unissent la personne à sa famille, à sa communauté, aux ancêtres ou aux forces invisibles. La symptomatologie prend ainsi une dimension relationnelle et collective qui dépasse le seul registre intrapsychique.

En conséquence, la sémiologie locale de la souffrance psychique chez les Bashi ne peut être comprise sans prendre en considération cette logique de continuité communautaire, de transmission intergénérationnelle et de régulation des liens. Les manifestations psychopathologiques prennent sens à l'intérieur d'un univers symbolique où la personne, sa famille, sa communauté et ses ancêtres demeurent étroitement interdépendants.

1.2. Étiologie culturelle de la maladie mentale : entre causalité sociale, spirituelle et clinique des liens

Dans la société shi (Bashi), la compréhension de la maladie mentale s'inscrit dans une conception holistique de la personne, où les dimensions biologiques, sociales, spirituelles et relationnelles sont étroitement imbriquées. Les représentations de la souffrance psychique reposent sur une pluralité de savoirs articulant les connaissances traditionnelles, les références religieuses, les croyances ancestrales et une rationalité empirique transmise de génération en génération.

L'étiologie des troubles mentaux est fréquemment attribuée à des causes extérieures à l'individu. La sorcellerie, les malédictions, la colère des ancêtres, la transgression d'interdits culturels ou encore la rupture de l'ordre social constituent des explications largement partagées. Les proverbes populaires traduisent cette lecture symbolique du monde, comme l'affirmation selon laquelle « la sorcellerie ne traverse jamais la rivière », ou encore la croyance selon laquelle le mal peut être transmis par l'ombre, les restes corporels ou certains objets ayant appartenu à une personne.

D'un point de vue transculturel, ces représentations ne doivent pas être interprétées comme des croyances irrationnelles, mais comme des systèmes cohérents d'intelligibilité permettant de donner sens à la souffrance. La causalité surnaturelle n'occupe pas une position marginale ; elle constitue au contraire un principe organisateur de la vie sociale et psychique. Les événements individuels sont constamment reliés à un ensemble de forces invisibles qui participent à l'équilibre ou au déséquilibre de la communauté.

Cette conception influence directement la sémiologie culturelle de la maladie mentale. Les signes et symptômes sont interprétés à partir de catégories locales qui permettent d'identifier différentes formes de souffrance psychique :

- **Naburhumbie** : désigne une personne considérée comme « folle » qui ne parle plus ou très peu. Cette catégorie évoque certains tableaux de retrait relationnel profond, de mutisme ou de dépression sévère.

- **Musirhe** : renvoie à une personne présentant un comportement jugé étrange, incohérent ou socialement inadapté. Cette catégorie recouvre diverses manifestations comportementales pouvant être associées à des troubles psychotiques ou à des états de désorganisation psychique.
- **Agwirehe ou Alwago Muungo** : expression utilisée notamment pour désigner une femme dépassée par les difficultés du post-partum, correspondant à des manifestations proches de la dépression postnatale.
- **Kugereka** : désigne l'état d'une personne immobilisée à la suite d'une sanction spirituelle. Dans certaines croyances, un voleur peut être « arrêté » à distance dans un champ ou dans une ferme grâce à des pratiques rituelles destinées à le punir ou à révéler sa faute. Cette immobilisation possède une fonction sociale de régulation et de maintien de l'ordre collectif.

Ces catégories locales constituent de véritables opérateurs sémiologiques. Elles permettent non seulement de reconnaître les manifestations de la souffrance mais également d'orienter la personne vers le thérapeute jugé compétent. À l'instar des spécialisations observées dans la psychiatrie occidentale, les savoirs traditionnels distinguent différents types de troubles nécessitant des modes d'intervention spécifiques.

Dans cette organisation sociale, le recours aux soins ne s'effectue pas prioritairement auprès des structures biomédicales. La personne souffrant de troubles mentaux est généralement orientée vers des acteurs reconnus pour leur capacité à agir sur les causes invisibles de la maladie : guérisseurs, devins, anciens, féticheurs ou autorités religieuses. Ces praticiens occupent une place centrale dans le dispositif thérapeutique car ils possèdent ce que la société désigne comme une « puissance », distincte du simple pouvoir politique.

La distinction entre pouvoir et puissance apparaît particulièrement importante. Le **Mwami** (roi ou chef suprême) détient l'autorité politique et administrative sur la communauté. Cependant, la prise en charge des troubles mentaux relève davantage du domaine de la puissance spirituelle, détenue par ceux capables d'interpréter les signes du monde invisible et d'intervenir sur celui-ci. Les guérisseurs administrent des remèdes à base de plantes, de racines, de préparations médicinales ou de paroles rituelles. Les devins, quant à eux, recherchent les causes profondes de la souffrance en explorant les relations entre passé, présent et avenir. Leur fonction consiste à restaurer l'harmonie rompue entre l'individu, sa famille, les ancêtres et la communauté.

L'approche transculturelle met en évidence que ces pratiques thérapeutiques répondent à une logique relationnelle forte. La maladie mentale est rarement considérée comme une expérience individuelle isolée ; elle est comprise comme l'expression d'une rupture dans les liens qui unissent la personne à son groupe d'appartenance.

Cette perspective rejoint les apports de la clinique des liens. En effet, la souffrance psychique apparaît souvent comme le symptôme d'un désordre affectant les relations familiales, communautaires ou ancestrales. La transmission des normes, des interdits et des valeurs constitue un élément central de la prévention. Les parents ont la responsabilité de transmettre à leurs enfants les règles culturelles garantissant la continuité de l'ordre social. Le non-respect de ces prescriptions peut être interprété comme une menace pour l'équilibre individuel et collectif, susceptible d'entraîner des sanctions symboliques ou spirituelles.

La clinique des liens permet également de comprendre comment les processus de transmission s'inscrivent dans plusieurs niveaux relationnels. Les savoirs thérapeutiques circulent de bouche à oreille, d'une famille à une autre, d'un village à un autre ou d'une chefferie à une autre. Le repérage des thérapeutes compétents repose sur des réseaux de confiance qui traversent l'ensemble de la société. Ainsi, le lien ne se limite pas à la sphère intrafamiliale ; il devient interfamilial, intergénérationnel et transgénérationnel.

Dans cette perspective, l'individu ne peut être compris indépendamment de son inscription dans un écosystème culturel plus vaste. Son identité, sa santé et sa souffrance sont intimement liées aux réseaux de relations qui le constituent. La maladie mentale devient alors un révélateur des tensions qui traversent ces différents niveaux de liens.

Aujourd'hui, bien que les figures traditionnelles du guérisseur, du devin ou du féticheur continuent d'exister, leurs fonctions tendent à être partiellement réinvesties par les acteurs religieux contemporains tels que les pasteurs, prêtres, les imams ou responsables spirituels. Cette évolution témoigne moins d'une disparition des systèmes traditionnels que d'une recomposition des modalités de prise en charge, où les références ancestrales, religieuses et biomédicales coexistent souvent au sein d'un même parcours thérapeutique.

Ainsi, l'étude transculturelle de la maladie mentale chez les Bashi montre que la compréhension des troubles psychiques repose sur un système complexe de significations où la sémiologie des symptômes, l'étiologie spirituelle et la clinique des liens sont étroitement articulées. La souffrance psychique y est pensée comme une expérience à la fois individuelle, familiale, communautaire et transgénérationnelle, nécessitant une prise en charge capable d'intégrer les dimensions culturelles du sujet et de son histoire.

1.3. Sémiologie culturelle et lecture clinique de la souffrance psychique

L'analyse sémiologique de la maladie mentale dans ce contexte révèle plusieurs niveaux de lecture :

- **niveau individuel** : signes cliniques observables (désorganisation, retrait, agitation),
- **niveau relationnel** : rupture des liens sociaux, conflits familiaux,
- **niveau symbolique** : interprétations en termes de sorcellerie ou de faute ancestrale.

La sémiologie devient ici un outil de traduction entre systèmes de sens. Elle permet de lire non seulement les symptômes, mais aussi les discours qui les entourent.

La maladie mentale est perçue comme une force de désintégration du lien social, comparable à la conception bleulérienne de la schizophrénie comme rupture intrapsychique. Chez les Shi, cette rupture s'étend à la communauté elle-même.

1.4. Stigmatisation, conflits et dynamique des liens sociaux

La maladie mentale entraîne une recomposition des liens sociaux marquée par la suspicion et la stigmatisation. Les familles peuvent être accusées de sorcellerie ou de faute ancestrale, générant des conflits intrafamiliaux et interfamiliaux.

Cette dynamique produit une division morale entre « bons » et « mauvais », entre ceux qui aident et ceux qui aggravent la souffrance. Comme le souligne **Lòpez M. (2007)**, la maladie mentale doit être comprise dans sa double dimension individuelle et sociale.

Par ailleurs, **Barke A. et al. (2011)** ont montré que la stigmatisation touche non seulement les patients mais aussi leur entourage et les soignants, phénomène également observé à Bukavu.

1.5. Place de la sémiologie dans une clinique des liens transculturelle

Dans une perspective transculturelle et ethnopsychiatrique, la sémiologie ne peut être envisagée comme une simple opération de repérage de signes cliniques universels destinés à être classés dans une nosographie psychiatrique standardisée. Elle constitue avant tout un dispositif herméneutique permettant de mettre en relation plusieurs systèmes de sens et plusieurs registres d'interprétation de la souffrance. Le symptôme n'est jamais uniquement l'expression d'un dysfonctionnement psychique individuel ; il est également un signe culturel, relationnel et symbolique qui prend sens au sein d'un réseau de liens familiaux, communautaires, spirituels et historiques.

Dans cette perspective, la sémiologie transculturelle vise à :

- décoder les représentations locales de la maladie et de la souffrance psychique ;
- comprendre les systèmes d'étiologie culturelle mobilisés par les patients et leurs familles ;

- intégrer les logiques communautaires, religieuses et ancestrales dans l'évaluation clinique ;
- éviter les ruptures interprétatives entre les modèles explicatifs du patient et ceux du soignant ;
- favoriser la co-construction d'un sens partagé autour de l'expérience de la maladie.

La clinique des liens considère que les symptômes émergent et se transforment au sein de configurations relationnelles complexes. Le sujet est simultanément individu, membre d'une famille, héritier d'une lignée et acteur d'un système symbolique plus large. Ainsi, le délire, les hallucinations, les troubles du comportement ou les manifestations anxieuses ne sont pas seulement appréhendés comme des productions intrapsychiques, mais également comme des messages inscrits dans un ensemble de relations, d'appartenances et de croyances.

Sous cet angle, le clinicien des liens occupe une position de médiateur sémiotique. Son travail consiste à articuler plusieurs langages : le langage médical des symptômes, le langage familial des transmissions et des conflits, ainsi que le langage culturel et spirituel des représentations locales de la maladie. La sémiologie devient alors une véritable « porte d'entrée noble » vers la compréhension globale du patient, permettant de relier les manifestations observables à l'univers de significations dans lequel elles prennent place.

1.6. Qui est légitime pour poser un diagnostic ?

La question du diagnostic occupe une place centrale dans les sociétés traditionnelles comme dans les systèmes biomédicaux contemporains. Cependant, les critères de légitimité diffèrent profondément. Alors que la psychiatrie occidentale fonde l'autorité diagnostique sur une formation académique, des savoirs scientifiques et une reconnaissance institutionnelle, de nombreuses sociétés africaines attribuent cette légitimité à une transmission ancestrale, spirituelle et lignagère.

Dans ces contextes, le diagnostic de la souffrance mentale ne peut être posé par n'importe quel membre de la communauté. La compétence diagnostique est associée à un mandat spécifique, souvent perçu comme transmis par les ancêtres ou les forces spirituelles. Le guérisseur, le tradipraticien ou le devin n'est pas simplement un technicien du soin ; il est investi d'une fonction sociale et symbolique reconnue collectivement. Son autorité repose sur une forme de puissance héritée, distincte du pouvoir institutionnel occidental.

La transmission de cette fonction s'inscrit fréquemment dans une logique héréditaire. Les savoirs thérapeutiques circulent de génération en génération et sont intégrés à l'histoire familiale. Cette transmission n'est pas uniquement pédagogique ; elle est également initiatique et spirituelle. À l'instar de certaines conceptions culturelles selon lesquelles la vulnérabilité à la maladie mentale peut être héritée, la capacité de soigner est elle-même pensée comme un héritage transmis par les ancêtres.

D'un point de vue sémiologique, cette conception est particulièrement importante. Elle révèle que la compétence diagnostique ne repose pas seulement sur l'observation des symptômes mais également sur la capacité à interpréter leur inscription dans un système de signes plus vaste. Le diagnostic ne consiste pas uniquement à identifier un trouble ; il vise à comprendre son origine relationnelle, morale, spirituelle ou cosmologique.

Ainsi, le tradipraticien peut reconnaître les manifestations de la maladie tandis que le devin intervient souvent pour en rechercher les causes invisibles. Son rôle consiste à décrypter l'origine du désordre : transgression d'un interdit, rupture avec les ancêtres, sorcellerie, jalousie sociale, dette familiale, conflit de filiation ou déséquilibre spirituel. Le symptôme apparaît alors comme le signe visible d'un désordre invisible affectant les liens entre les personnes, les générations ou les mondes spirituels.

Cette distinction entre manifestation et causalité rappelle certaines articulations présentes dans la clinique psychodynamique occidentale. Là où le psychiatre recherche les déterminants psychopathologiques du symptôme, le devin recherche les causes relationnelles, ancestrales ou spirituelles du désordre. Dans les deux cas, il s'agit d'attribuer une signification à la souffrance, même si les cadres explicatifs diffèrent. Le pasteur, le pretre ou l'imam tout comme le référent religieux peut également poser un diagnostic et proposer une prise en charge.

La clinique des liens permet précisément d'établir un pont entre ces différents registres de compréhension. Le diagnostic devient alors un acte de traduction entre plusieurs univers sémiotiques. Le clinicien transculturel ne cherche pas à opposer savoir biomédical et savoir traditionnel ; il s'efforce de comprendre comment chaque système construit du sens autour de la maladie.

Dans cette perspective, les itinéraires thérapeutiques apparaissent particulièrement révélateurs. Une même personne peut consulter successivement un psychiatre, un guérisseur, un devin, un prêtre ou un pasteur. Chacun de ces acteurs propose une lecture spécifique du symptôme et mobilise des ressources thérapeutiques différentes. Les pratiques religieuses contemporaines, notamment les prières de délivrance ou de guérison, constituent ainsi de nouveaux espaces d'interprétation de la souffrance psychique, venant parfois compléter ou concurrencer les dispositifs traditionnels.

L'analyse sémiologique de ces parcours montre que le diagnostic ne se réduit jamais à une opération technique. Il constitue un acte social, relationnel et symbolique qui engage l'ensemble des liens du sujet. Dans une clinique transculturelle, comprendre la maladie implique donc de comprendre qui est autorisé à la nommer, selon quelles catégories interprétatives et dans quel système de relations. Le diagnostic apparaît alors comme une production collective de sens, située à l'intersection du psychique, du social, du culturel et du spirituel.

La sémiologie transculturelle permet ainsi de dépasser une lecture strictement individuelle de la psychopathologie pour appréhender la souffrance mentale comme l'expression d'une perturbation des liens : liens à soi, aux autres, aux ancêtres, à la communauté et aux systèmes symboliques qui organisent l'existence. Le symptôme devient alors un opérateur de communication révélant les tensions, les ruptures ou les réorganisations de ces différents registres relationnels.

Conclusion du chapitre

L'étude des réalités culturelles chez le peuple Shi montre que la maladie mentale ne peut être comprise sans une lecture sémiologique élargie, intégrant les dimensions sociales, symboliques et relationnelles.

L'ethnopsychiatrie offre un cadre théorique essentiel, mais c'est la sémiologie clinique, enrichie par la clinique des liens, qui permet la véritable opérationnalisation de cette compréhension dans la pratique.

Ainsi, la maladie mentale apparaît non seulement comme une altération individuelle, mais comme une rupture des liens communautaires et symboliques. Le clinicien, en mobilisant une sémiologie transculturelle, devient alors médiateur entre systèmes de sens, capable de transformer la diversité culturelle en ressource thérapeutique.

Chapitre 2 – Approche transculturelle de la maladie mentale : entre langages nosologiques locaux, ethnopsychiatrie et clinique des liens

Résumé du chapitre

Ce chapitre explore la richesse de la sémiologie traditionnelle de la maladie mentale dans la société Shi, en mettant en évidence la diversité des catégories nosographiques vernaculaires et leur articulation avec des cadres cliniques contemporains. À travers une approche transculturelle, il montre que les termes locaux ne constituent pas de simples équivalents descriptifs des diagnostics biomédicaux, mais des systèmes de sens organisant l'expérience de la souffrance psychique, ses causes supposées, ses formes d'expression et ses modalités de prise en charge. En articulant l'ethnopsychiatrie et la clinique des liens, ce chapitre souligne la fonction structurante de la sémiologie dans le repérage clinique, la compréhension des dynamiques relationnelles et l'orientation thérapeutique.

Mots clés

Sémiologie psychiatrique – ethnopsychiatrie – transculturalité – société Shi – psychose – dépression – épilepsie – sorcellerie – clinique des liens – prévention – représentations sociales de la maladie mentale

Introduction du chapitre

La sémiologie de la pathologie mentale constitue un champ particulièrement dense où s'entrecroisent savoirs biomédicaux, représentations culturelles et logiques sociales. Dans une perspective transculturelle, elle ne peut être réduite à une simple grille de symptômes, mais doit être envisagée comme un système d'interprétation du monde, du corps et des relations.

Dans la société Shi, les catégories nosographiques locales traduisent une véritable organisation du champ psychopathologique. Elles permettent non seulement de nommer la souffrance psychique, mais aussi de la situer dans un réseau de causalités incluant les ancêtres, les normes sociales, les transgressions et les déséquilibres organiques ou spirituels. Cette lecture rejoint les apports de l'ethnopsychiatrie, qui insiste sur la pluralité des systèmes explicatifs de la maladie mentale, ainsi que ceux de la clinique des liens, qui interroge les inscriptions relationnelles et familiales du symptôme.

Ainsi, la sémiologie apparaît ici comme un outil central de médiation clinique entre les mondes culturels du patient et les dispositifs thérapeutiques contemporains.

2.1. Une nosographie vernaculaire de la souffrance psychique

La langue Shi propose une classification fine des troubles mentaux, qui articule description comportementale, jugement social et interprétation causale.

2.1.1. Les altérations majeures de la raison : psychose et désorganisation profonde

Le terme « mulwala » désigne le malade mental, entendu comme une personne dont le mental est altéré, évoluant « dans un autre monde que celui des normaux ». Cette catégorie inclut des formes sévères de désorganisation psychique.

L'expression « Bulwazi bw'irhwe; kuyayuka obongo » renvoie à une perte des facultés mentales correspondant à des états psychotiques où le sujet ne se reconnaît plus lui-même.

De même, « Ku libirha », « Ku guruka », « Ku-heza o'bukengere » ou « Gurumba » traduisent la notion globale de rupture du fonctionnement mental, sans distinction stricte entre les entités diagnostiques biomédicales.

2.1.2. La folie sociale et morale : « musirrhe »

Pour rajouter à ce que nous avons décrit plus haut dans le premier chapitre, nous disons que le terme « musirrhe » désigne une folie socialement dévalorisée, souvent associée à la consommation de substances psychoactives (cannabis, alcool ou le tabac) ou à des comportements jugés déviants. Il ne s'agit pas seulement d'une catégorie clinique, mais d'un jugement moral : le sujet est perçu comme « sans manière », « voyou », ou « insoumis ».

Cette dimension montre que la sémiologie locale articule étroitement psychopathologie et régulation sociale.

2.1.3. Les formes cliniques différenciées du trouble mental

Plusieurs expressions nuancent la sémiologie selon les manifestations :

- « Isirhe ou Kusiraha » : états maniaques, ivresse pathologique, psychose cannabique ou bouffées délirantes.
- « musirrhe ogwasire omushushu » : « fou joyeux », oscillant entre excitation et instabilité thymique, proche des troubles bipolaires ou des psychoses cycliques.
- « Musirrhe wayerera » : forme vagabonde avec fugue, désorganisation comportementale et agressivité potentielle.
- « Msazi nabuhrumbi / Isirhe lya Naburhumbi » : retrait massif, repli autistique, vécu hallucinatoire et méfiance extrême, évoquant les formes schizophréniques hébéphréniques ou catatoniques.

2.1.4. Les troubles de la raison et de l'humeur

- « Kuheza irhwe / Kuheza o'bwenge » désigne une perte de raison pouvant recouvrir dépression, confusion mentale, démence ou états post-traumatiques.
- « Kuvurugika O'bwenge » ou « Ntundu » renvoient à la dépression mélancolique, souvent interprétée à travers une étiologie ancestrale ou sorcellaire.

2.1.5. L'épilepsie et les troubles convulsifs

« Luhunguhungu », « Luhungu », « Buhola » ou « Eciculi » désignent l'épilepsie, clairement distinguée des convulsions infantiles (« malali ya ndege »). Cette distinction montre une capacité locale de différenciation clinique fine, souvent sous-estimée dans les approches biomédicales.

2.2 Étiologies culturelles : ancêtres, sorcellerie et organologie symbolique

La maladie mentale est fréquemment interprétée comme conséquence d'un désordre relationnel avec les ancêtres ou d'un acte de sorcellerie (« kulogwa »). Cette conception associe transgression sociale, sanction morale et déséquilibre cosmique.

Les pratiques punitives décrites, notamment « kubandwa n'enkuba' » (mort subite par la foudre), illustrent une régulation symbolique des comportements sociaux déviants.

Cependant, une autre lecture, rapportée par Fainzang S. (1999 : 9-12), introduit une organologie alternative : la folie serait liée à un désordre du cerveau ou du foie, ces organes étant considérés comme sièges respectifs de la pensée et de la raison. Cette dualité montre une cohabitation de modèles explicatifs biologiques et symboliques.

2.3. Sémiologie et dispositifs thérapeutiques traditionnels

La prise en charge s'inscrit dans une chaîne thérapeutique structurée :

- Consultation du devin (« mulaguzhi »)
- Diagnostic interprétatif
- Orientation vers le guérisseur (« mufumu »)
- Prescription de traitements à base de plantes, prières et incantations ou de tatouages qui aide à injecter les médicaments directement dans le corps.

Ce système constitue une véritable logique de prévention, parfois décrite comme une forme de « vaccination spirituelle et sociale », où la famille anticipe les déséquilibres en maintenant l'harmonie avec les forces invisibles.

2.4. Apports pour la clinique des liens et la psychiatrie transculturelle

La sémiologie locale ne se limite pas à classifier les troubles : elle organise les relations entre individu, famille, ancêtres et société. Dans une perspective de clinique des liens, le symptôme devient un point nodal où s'expriment tensions intergénérationnelles, conflits sociaux et ruptures symboliques.

Pour l'ethnopsychiatrie, ces catégories permettent de comprendre que le patient n'est jamais seul dans sa maladie : il est inscrit dans un réseau de significations partagées. La sémiologie devient alors un outil clinique essentiel pour :

- décoder les représentations du patient et de sa famille ;

- ajuster l'alliance thérapeutique ;
- éviter les ruptures interprétatives entre systèmes de soin ;
- construire des dispositifs de soin hybrides et dialogiques.

Conclusion du chapitre

La sémiologie de la maladie mentale dans la société Shi révèle un système complexe où s'entrelacent observation clinique, jugement social et cosmologie. Loin d'être archaïques, ces catégories constituent des outils sophistiqués de lecture de la souffrance psychique, intégrant dimensions individuelles, relationnelles et collectives.

L'approche transculturelle, enrichie par l'ethnopsychiatrie et la clinique des liens, permet de dépasser l'opposition entre biomédecine et savoirs locaux. Elle met en évidence la fonction fondamentale de la sémiologie comme interface de traduction entre mondes de sens, indispensable à toute prise en charge clinique pertinente, respectueuse et efficace.

Chapitre 3 – Contribution de l'ethnopsychiatrique et clinique des liens dans la prévention de la maladie mentale : entre référents socio-culturels, corps symbolique et rationalités thérapeutiques transculturelles

Résumé du chapitre

Ce chapitre explore les logiques préventives de la maladie mentale dans une perspective transculturelle, en articulant la sémiologie ethnopsychiatrique et la clinique des liens. À partir des pratiques thérapeutiques du peuple Shi, il met en évidence la centralité des référents sociaux, du corps symbolique et des dispositifs rituels dans la prévention, le diagnostic et le traitement des troubles mentaux. L'analyse montre que la maladie mentale est comprise comme une rupture des équilibres relationnels entre les vivants, les ancêtres et les forces invisibles. Dans ce contexte, la sémiologie ne se limite pas à l'observation des symptômes, mais devient une lecture des signes sociaux, corporels et spirituels inscrits dans les liens communautaires. Le chapitre interroge enfin les tensions entre rationalités biomédicales, religieuses et traditionnelles, en soulignant la nécessité d'une clinique intégrative des liens.

Mots-clés

Sémiologie ethnopsychiatrique - clinique des liens - transculturalité - maladie mentale - référents sociaux -

corps symbolique - prévention - rituel thérapeutique - Shi ; sorcellerie - anthropologie médicale.

Introduction du chapitre

La prévention de la maladie mentale, dans les sociétés traditionnelles étudiées ici, ne relève pas uniquement d'une anticipation médicale au sens biomédical du terme, mais d'un ensemble de pratiques inscrites dans une cosmologie relationnelle. Chez le peuple Shi, la santé mentale est indissociable de l'équilibre entre l'individu, sa lignée, les ancêtres et les forces invisibles.

Dans cette perspective, la sémiologie ethnopsychiatrique permet de lire les signes de déséquilibre non seulement dans le corps individuel, mais aussi dans les relations sociales et spirituelles. La clinique des liens, quant à elle, offre un cadre pour comprendre comment les symptômes psychiques traduisent des ruptures dans les réseaux d'appartenance.

Ainsi, la prévention mobilise des figures thérapeutiques telles que le devin « kulaguza » et le guérisseur « mufumu », dont les interventions dépassent le soin individuel pour viser la restauration des liens communautaires et cosmiques.

3.1. La prévention comme dispositif cosmologique et relationnel

La prévention et la protection contre la maladie mentale reposent sur une logique d'anticipation des déséquilibres. Le recours au devin « kulaguza » permet de prévenir le malheur ou d'anticiper un bonheur prochain. Cette pratique s'inscrit dans une lecture sémiologique du monde, où les événements sont interprétés comme des signes.

Le corps, dans cette perspective, n'est pas un simple support biologique mais une instance de connexion avec les ancêtres et les entités invisibles. Il devient un lieu d'inscription des relations visibles et invisibles.

Autrefois, certaines prescriptions alimentaires avaient une valeur prophylactique symbolique : il était, par exemple, déconseillé de consommer le repas préparé par une fille dite « bâtarde », au risque de développer une ascite (« kabunda »). Le statut social et symbolique de l'individu devient ainsi un opérateur sémiologique de la maladie.

NB : La grossesse hors mariage dans la société shi traditionnelle

Dans la société shi traditionnelle, l'expression « fille bâtarde » désigne une jeune femme qui devient enceinte en dehors du mariage. Cette appellation ne qualifie pas la valeur intrinsèque de la personne, mais traduit avant tout un jugement social fondé sur les normes culturelles qui régissent la filiation, la parentalité et l'organisation de la famille.

Dans la conception traditionnelle bashi, la procréation s'inscrit idéalement dans le cadre du mariage, considéré comme l'institution légitime qui unit un homme et une femme et assure à l'enfant une reconnaissance familiale, lignagère et communautaire. Concevoir un enfant en dehors de cette union est perçu comme une rupture de l'ordre social et des règles qui organisent les relations entre les familles. La grossesse prénuptiale engage ainsi non seulement la responsabilité des deux jeunes concernés, mais également celle de leurs familles respectives, dont l'honneur et les alliances peuvent être affectés.

Cette représentation s'inscrit dans une vision plus large de la parentalité, où la naissance d'un enfant dépasse la seule dimension biologique. Elle implique l'intégration de celui-ci dans un réseau de liens familiaux, sociaux et culturels qui lui confère une identité, une appartenance et une place au sein de la communauté. C'est pourquoi, dans la culture shi traditionnelle, la procréation est étroitement associée au mariage, lequel constitue le cadre privilégié de la transmission de la vie et de la continuité du lignage.

3.2. Le traitement traditionnel : entre sémiologie des signes et puissance rituelle

Le traitement traditionnel mobilise des dispositifs complexes associant diagnostic, interprétation et intervention symbolique. Le « mufumu » est au centre de ce système thérapeutique, utilisant scarifications, tatouages et décoctions.

La population reconnaît la puissance du guérisseur à sa capacité d'agir sur les événements invisibles, notamment par l'envoûtement ou la levée de sorts. Le dispositif du « lujengo », calebasse fonctionnant comme « téléphone mystique », illustre une sémiologie de la communication invisible entre mondes physiques, métaphysiques et spirituels.

Dans ce cadre, la maladie mentale est interprétée comme une rupture des liens ou une intrusion d'agents spirituels. Le diagnostic peut inclure des phénomènes hallucinatoires induits rituellement afin de faire émerger la vérité du sujet.

Comme le souligne Contini : « Je fis appel au cosmos et trois jours après, le jeune homme revient chez lui, disant qu'il avait perdu la mémoire… Je lui avais répété sur un mode lancinant : "Reviens, reviens", ce qui a dû finir par créer une perturbation dans sa tête » (Contini E. 1995 : 128).

La sémiologie ici ne distingue pas strictement entre symptôme psychique et intervention rituelle : elle articule intention, parole et efficacité symbolique.

3.3. Sémiologie des signes, corps et homéopathie symbolique

Les pratiques du mufumu s'appuient sur une lecture analogique du corps et de la nature. Dans la cérémonie du « lujengo », le thérapeute utilise des catégories techniques telles que « kushika » ou « kamuchape » pour désigner des opérations d'extraction, de dévoilement ou de sanction mystique.

Le traitement peut inclure des dispositifs à forte charge symbolique : habits en peau de léopard, de serpent ou de lion, marquant une transformation identitaire du sujet malade.

Les incantations, chants et décoctions participent à une thérapie collective visant la purification du groupe. Comme le rappelle Fainzang : « Le traitement de la folie consistera à administrer un remède apte à replacer l'organe affecté dans le bon sens. Ce remède relève de ce qu'on peut appeler l'homéopathie symbolique » (FAINZANG S. 1999 : 9-12).

La sémiologie ethnopsychiatrique permet ici de comprendre que le symptôme n'est pas isolé mais inscrit dans une logique d'équivalence symbolique entre état du corps et état du monde.

3.4. Transformations historiques et reconfigurations des référents de la maladie mentale

L'époque coloniale a introduit une rupture dans les systèmes interprétatifs traditionnels. L'hôpital et la médecine occidentale ont été perçus comme incapables de traiter les maladies d'origine mystique. L'équilibre entre l'homme, ses ancêtres et le cosmos est alors considéré comme perturbé.

La christianisation progressive a reconfiguré les interprétations de la maladie mentale, désormais associée à la possession démoniaque ou à Satan. Le champ thérapeutique se déplace du devin vers le pasteur ou le prêtre, ou l'imam sans disparition totale des pratiques anciennes.

Cette pluralité des systèmes explicatifs crée une tension entre rationalités concurrentes, où la sémiologie des signes devient également une sémiologie des appartenances religieuses et morales.

3.5. Clinique des liens et enjeux de la sémiologie en psychiatrie transculturelle

Dope K. et al. soulignent dans leurs travaux la difficulté du psychiatre à traduire les discours de persécution dans un cadre biomédical : « La problématique pour le psychiatre est de pouvoir convaincre les parents que ces discours de persécution à mécanisme hallucinatoire et interprétatif ne sont que des délires et non des assertions… » (DOPE K & al. 2009 : 573-579).

La sémiologie clinique doit ici intégrer la dimension relationnelle des symptômes. Consulter un tradithérapeute revient à réinscrire le sujet dans un réseau de liens horizontaux (famille, communauté) et verticaux (ancêtres, divinités).

La clinique des liens permet ainsi de dépasser une lecture strictement individualisante du trouble mental pour intégrer les dynamiques collectives de signification et de réparation.

3.6. Les référents sociaux comme opérateurs sémiologiques

Les référents sociaux occupent une place stratégique dans la prévention et le traitement de la maladie mentale. Ils constituent des médiateurs entre les ordres du visible et de l'invisible.

Ils peuvent être regroupés en trois catégories principales, jouant chacune un rôle spécifique dans l'interprétation des signes et la restauration des liens rompus. Leur intervention ne relève pas uniquement du symbolique, mais produit des effets concrets sur la trajectoire du malade.

Conclusion du chapitre

La prévention de la maladie mentale dans les contextes étudiés repose sur une sémiologie élargie, où les signes ne sont pas uniquement corporels ou psychiques, mais également sociaux, spirituels et relationnels. La maladie mentale apparaît comme une rupture des liens entre l'individu, sa communauté et les forces invisibles.

La sémiologie ethnopsychiatrique, articulée à la clinique des liens, permet de dépasser les oppositions entre biomédecine et traditions, en proposant une lecture intégrative des symptômes. Elle met en évidence la nécessité de penser la maladie mentale comme un phénomène transrelationnel, où le soin consiste autant à interpréter les signes qu'à restaurer les liens.

Dans cette perspective, la prise en charge du patient ne peut se réduire à une approche symptomatique, mais doit intégrer les logiques culturelles, symboliques et sociales qui structurent l'expérience de la souffrance psychique.

Chapitre 4 – La place des figures thérapeutiques traditionnelles et clinique des liens : sorcellerie, divination et tradithérapie dans une perspective ethnopsychiatrique transculturelle

Résumé du chapitre

Ce chapitre développe une approche croisée entre la sémiologie ethnopsychiatrique et la clinique des liens afin d'analyser les principales figures thérapeutiques traditionnelles du peuple Shi : le sorcier, le féticheur, le devin et le tradipraticien (groupe A), ainsi que leur articulation avec les autorités coutumières et ancestrales du groupe B. L'objectif n'est pas seulement de décrire ces acteurs, mais de comprendre la place qu'ils occupent dans les processus de reconnaissance, d'interprétation et de prise en charge de la souffrance psychique.

À travers une lecture transculturelle, ce chapitre met en lumière la diversité de leurs fonctions, de leurs statuts et de leurs modes d'intervention, tout en soulignant la cohérence interne du système de représentations dans lequel ils s'inscrivent. Ces référents sociaux participent à la construction du sens de la maladie, à l'identification de son origine supposée et à l'élaboration des réponses thérapeutiques attendues par la communauté.

L'analyse accorde une attention particulière à la dimension sémiologique des pratiques traditionnelles. Les symptômes, les comportements, les rêves, les événements de vie ou les ruptures relationnelles sont interprétés comme des signes porteurs de sens, nécessitant un travail de décodage et de mise en récit. Dans cette perspective, la sémiologie ne se limite pas à l'observation clinique des manifestations pathologiques ; elle devient un outil de compréhension des systèmes symboliques qui organisent l'expérience de la maladie et orientent les parcours de soins.

Les rituels thérapeutiques apparaissent alors comme de véritables dispositifs cliniques complexes. Ils associent observation, interprétation, médiation sociale, narration collective et restauration des équilibres relationnels. Leur fonction dépasse largement la seule recherche de guérison individuelle. Ils visent également à rétablir les liens fragilisés entre le patient, sa famille, son clan, les ancêtres, les autorités coutumières et les forces invisibles qui structurent l'univers culturel de référence.

Dans cette perspective, la clinique des liens apporte un éclairage complémentaire essentiel. Elle permet de comprendre que le symptôme n'est jamais uniquement l'expression d'une souffrance individuelle, mais qu'il constitue souvent le révélateur d'un déséquilibre affectant l'ensemble du système relationnel auquel appartient le sujet. Les figures thérapeutiques traditionnelles interviennent alors comme des médiateurs chargés de restaurer les continuités rompues, d'apaiser les conflits visibles ou invisibles et de redonner une place au patient au sein de son groupe d'appartenance.

En articulant les apports de l'ethnopsychiatrie, de la sémiologie psychiatrique et de la clinique des liens, ce chapitre montre que les systèmes thérapeutiques traditionnels possèdent leur propre rationalité clinique. Leur compréhension constitue un enjeu majeur pour le développement d'une pratique transculturelle du soin, capable de dialoguer avec les savoirs locaux, de renforcer l'alliance thérapeutique et de lutter contre les mécanismes de stigmatisation qui entourent encore les troubles mentaux.

Mots-clés

Ethnopsychiatrie – sémiologie – clinique des liens – sorcellerie – tradithérapie – divination – rituel thérapeutique – transculturalité – interprétation du symptôme – anthropologie du soin

Introduction du chapitre

Les référents thérapeutiques traditionnels comme opérateurs sémiologiques du soin

Dans les systèmes thérapeutiques traditionnels, la maladie ne saurait être appréhendée comme la simple expression d'un dysfonctionnement biologique ou psychique individuel. Elle constitue avant tout un événement relationnel, social et symbolique qui affecte l'ensemble du tissu des liens dans lequel le sujet est inscrit. La souffrance psychique y est comprise comme le signe d'une rupture d'équilibre engageant simultanément la personne, sa famille, sa lignée, ses ancêtres, son environnement social et les forces invisibles qui organisent le monde.

L'approche ethnopsychiatrique permet de considérer ces dispositifs thérapeutiques non comme des croyances irrationnelles, mais comme de véritables systèmes de pensée dotés d'une cohérence interne. Ils proposent une lecture spécifique de l'origine du mal, de ses manifestations, de ses conséquences et des modalités de sa résolution. Chaque symptôme y acquiert une valeur sémiologique particulière. Il nc sc limite pas à signaler une altération du fonctionnement psychique ; il devient un message à interpréter, un langage à déchiffrer et un support de médiation entre différentes instances du monde visible et invisible.

Dans cette perspective, la sémiologie ethnopsychiatrique occupe une place centrale. Elle permet de comprendre comment les manifestations de la souffrance sont observées, nommées, classifiées et intégrées dans un système culturel de significations. Les comportements, les hallucinations, les états de retrait, les modifications de la conscience, les troubles du comportement ou encore les expériences émotionnelles intenses sont interprétées à travers des catégories locales qui orientent les pratiques thérapeutiques et les parcours de soins.

Cette lecture rejoint les apports de la clinique des liens, qui considère le sujet comme un être fondamentalement relationnel. La maladie mentale ne concerne jamais exclusivement l'individu ; elle met en mouvement un ensemble de liens horizontaux et verticaux reliant le patient à sa famille, à sa communauté, aux générations passées et aux figures spirituelles auxquelles il se réfère. Le symptôme apparaît alors comme un révélateur des tensions, des conflits, des dettes symboliques ou des déséquilibres qui traversent ces différents espaces relationnels.

Au sein de cette organisation culturelle du soin, certaines figures occupent une place stratégique. Elles participent à la construction du sens de la maladie, à l'identification de ses causes et à la mise en œuvre des réponses thérapeutiques. Le sorcier, le féticheur, le devin et le tradipraticien apparaissent ainsi comme de véritables opérateurs sémiologiques. Chacun, selon sa fonction propre, contribue à interpréter les signes, à établir un diagnostic culturel et à proposer des modalités de réparation du lien rompu.

Dans de nombreuses sociétés africaines, et particulièrement au sein du peuple Shi, ces acteurs ne travaillent pas de manière isolée. Ils s'articulent avec les autorités coutumières, les chefs de clans, les rois, les responsables religieux et l'ensemble des référents sociaux reconnus par la communauté. Ensemble, ils participent à l'élaboration d'une compréhension globale de la souffrance, où la causalité du mal ne se réduit jamais à une dimension individuelle mais s'inscrit dans une logique collective, transgénérationnelle et spirituelle.

Ce chapitre se propose d'explorer ces différentes figures thérapeutiques en tant que médiateurs de sens et acteurs de la prise en charge. À travers une lecture croisée de l'ethnopsychiatrie, de la sémiologie transculturelle et de la clinique des liens, nous analyserons la manière dont se construit l'interprétation du trouble mental, comment s'organisent les parcours thérapeutiques et quelles ressources ces savoirs culturels peuvent offrir aux cliniciens contemporains engagés dans une pratique transculturelle du soin.

4.1. Les maladies mentales, les guérisseurs traditionnels et les croyances dans la communauté

Autrefois, lorsqu'une personne tombait malade, notamment lorsqu'elle présentait des troubles du comportement ou des symptômes que l'on qualifierait aujourd'hui de psychologiques ou psychiatriques, la communauté ne disposait pas des mêmes connaissances médicales qu'aujourd'hui.

La première réaction consistait souvent à chercher une explication spirituelle ou traditionnelle à la maladie. Les familles se tournaient alors vers les responsables religieux, les groupes de prière, les prêtres, les pasteurs ou encore les guérisseurs traditionnels.

À cette époque, beaucoup de maladies mentales n'avaient pas de nom précis dans le langage courant. Les gens observaient simplement les comportements de la personne malade. Lorsqu'une personne parlait seule, errait sans but, adoptait des attitudes inhabituelles ou semblait avoir perdu le contact avec la réalité, on disait parfois qu'elle souffrait de « Naburumbi » ou d'autres appellations locales qui désignaient globalement une forme de folie ou de dérèglement de l'esprit.

La dépression, l'anxiété, les traumatismes psychologiques ou le deuil compliqué n'étaient pas identifiés comme des maladies distinctes. Lorsqu'une personne traversait une profonde souffrance après la perte d'un proche, d'un enfant ou à la suite d'un événement difficile, son état était rarement reconnu comme un problème psychologique nécessitant une prise en charge spécifique.

Face à ces situations, les familles consultaient généralement les guérisseurs traditionnels. Ceux-ci prescrivaient des remèdes à base de plantes médicinales, de racines, d'écorces ou de préparations traditionnelles. Certaines personnes rapportaient des améliorations, tandis que d'autres ne constataient aucun changement. En réalité, plusieurs maladies différentes étaient souvent regroupées sous une même appellation, ce qui rendait les traitements peu précis.

Dans les communautés, il existait plusieurs catégories d'intervenants traditionnels :

- Les guérisseurs, spécialisés dans les plantes médicinales et les soins traditionnels ;
- Les devins, capables selon les croyances locales d'identifier l'origine cachée d'un mal ou de désigner une personne supposée responsable ;

- Les féticheurs ou praticiens des rituels spirituels, qui intervenaient dans les cas attribués aux esprits, à la sorcellerie ou aux forces invisibles.

La frontière entre ces rôles n'était pas toujours clairement définie. Certaines personnes exerçaient plusieurs fonctions à la fois selon les besoins de la communauté.

Le guérisseur traditionnel était généralement reconnu pour sa connaissance des plantes et de certaines maladies. Il observait les signes visibles présentés par le malade et proposait un traitement adapté à son interprétation de la situation. Il ne réalisait évidemment pas d'examens médicaux comme ceux que l'on pratique aujourd'hui dans les laboratoires ou les hôpitaux. Le guérisseur traditionnel peut poser son diagnostic à partir de la salive de son patient. C'est-à-dire qu'il observe la texture, la couleur, l'odeur de la salive après avoir administré une potion lui servant d'un examen de laboratoire biomédicale.

Dans certaines situations, lorsqu'une maladie ou un malheur semblait inexpliqué, les familles consultaient également des devins. Ceux-ci prétendaient parfois pouvoir révéler l'identité d'une personne responsable d'un sort, d'une malédiction ou d'un acte de sorcellerie. Des rituels étaient alors organisés pour démontrer ou confirmer ces accusations devant la communauté.

Malgré le développement de la médecine moderne, ces pratiques continuent d'exister dans certaines régions. Beaucoup de personnes continuent à consulter les guérisseurs traditionnels, parfois en complément des soins médicaux modernes, parfois comme première solution avant de se rendre à l'hôpital.

Ces pratiques témoignent d'une vision du monde où la maladie n'est pas uniquement perçue comme un phénomène biologique, mais également comme un événement social, spirituel et communautaire.

Comprendre cette réalité culturelle permet de mieux saisir la manière dont les populations interprètent encore aujourd'hui la souffrance, la maladie mentale et les événements difficiles de la vie.

4.2. Sémiologie des figures thérapeutiques et logiques de la causalité invisible

4.2.1. Le sorcier : figure de la causalité destructive et opérateur de désorganisation des liens

Le sorcier occupe une place centrale dans la sémiologie de la menace. Il est perçu comme un opérateur de désorganisation du lien social et vital. Sa capacité à agir dans l'invisible, à « tuer à petit feu » et à circuler sous forme d'ombre ou d'esprit en fait une figure d'altération progressive des liens de vie.

Sur le plan sémiologique, le sorcier représente :

- une causalité intentionnelle malveillante,
- une rupture des alliances sociales,
- une intrusion invisible dans le corps et le destin du sujet.

Dans la clinique des liens, il incarne la figure extrême de la désintrication relationnelle.

4.2.2. Le féticheur : agent de rééquilibrage et de régulation symbolique

Le féticheur est un opérateur ambivalent. Il peut être protecteur ou destructeur selon l'usage des forces qu'il mobilise. Il agit dans une logique de régulation des déséquilibres sociaux et relationnels.

Sémiologiquement, il est associé à :

- la médiation entre visible et invisible,
- la réparation symbolique par objets chargés,
- la sanction rituelle des transgressions.

Il constitue un opérateur de réorganisation des liens, mais dans une logique parfois coercitive.

4.2.3. Le devin : sémiologue traditionnel et interprète des signes de la souffrance

Le devin occupe une fonction centrale dans la logique diagnostique traditionnelle. Il est le « laboratoire mystique » de l'interprétation.

Il produit une sémiologie structurée :

- identification de l'étiologie invisible,
- lecture des signes corporels et relationnels,
- mise en récit causal de la souffrance.

Dans une perspective de clinique des liens, il agit comme médiateur herméneutique : il transforme le symptôme en récit partageable et socialement intelligible.

4.2.4. Le tradipraticien : thérapeute du vivant et de la continuité écologique du lien

Le tradipraticien incarne une médecine du lien entre l'humain, la nature et les ancêtres. Son savoir repose sur une sémiologie empirique du vivant (plantes, animaux, territoires, saisons).

Il intervient dans :

- la restauration de l'équilibre vital,
- la réintégration du sujet dans son environnement symbolique,
- la continuité intergénérationnelle des protections.

Le paiement symbolique (kingiya pori) relève d'une logique de reconnaissance du réseau invisible plutôt que d'un échange marchand.

4.3. Typologie des figures thérapeutiques et logiques de pouvoir symbolique

Les guérisseurs, féticheurs, sorciers et devins occupent des positions différenciées mais parfois complémentaires dans l'économie symbolique du soin. Tous possèdent un charisme social et une maîtrise fine du rituel, leur permettant d'agir sur les représentations de la maladie et sur les systèmes d'adhésion des consultants.

Le sorcier est perçu comme une figure d'attaque et de désorganisation du lien vital. Il incarne une causalité malveillante, souvent associée à la mort lente et à l'invisible destructeur. Le féticheur, quant à lui, mobilise des forces protectrices ou punitives, oscillant entre réparation et vengeance. Le devin occupe une position diagnostique centrale, tandis que le tradipraticien incarne la mémoire thérapeutique des savoirs naturels et ancestraux.

4.4. Sémiologie du symptôme et production du sens étiologique

Dans ces systèmes, la sémiologie ne se limite pas à l'observation des signes cliniques : elle constitue une herméneutique du vécu. Le devin agit comme un « laboratoire mystique », organisant une lecture des symptômes à partir d'une causalité élargie intégrant les forces invisibles, les transgressions sociales et les déséquilibres relationnels.

Le symptôme devient ainsi un indice pluriel : il désigne à la fois un auteur (sorcier, esprit, ancêtre), une intention, et une trajectoire. La sémiologie ethnopsychiatrique permet de comprendre comment cette lecture structure la demande de soin et oriente la prise en charge thérapeutique.

4.5. Rituel thérapeutique comme dispositif clinique des liens

4.5.1. Le rituel : espace de production du sens, de la vérité et de la transformation des liens

Dans la société Shi, le rituel constitue bien davantage qu'une simple pratique thérapeutique ou religieuse. Il représente un véritable dispositif de production de sens, de mise en récit de la souffrance et de réorganisation des liens sociaux. Il s'inscrit dans une séquence codifiée où chaque étape participe à l'élaboration d'une compréhension collective du trouble et à la restauration de l'équilibre rompu.

La structure rituelle repose généralement sur plusieurs temps successifs : l'accueil cérémoniel, l'expression de la demande, l'interprétation des troubles et la formulation des prescriptions thérapeutiques. Cette progression permet de transformer une souffrance individuelle en un événement collectif susceptible d'être compris, partagé et traité par l'ensemble du groupe concerné.

Du point de vue de la clinique des liens, le patient n'apparaît jamais comme un sujet isolé. Il est considéré comme un être inscrit dans un réseau complexe de relations familiales, communautaires, ancestrales et spirituelles. Le symptôme n'est donc pas uniquement interprété comme l'expression d'un dysfonctionnement psychique individuel ; il devient le signe visible d'un déséquilibre affectant l'ensemble des systèmes relationnels auxquels appartient la personne.

4.5.2. L'accueil rituel : l'inscription du sujet dans la communauté

L'ouverture de la cérémonie est marquée par des chants, des danses, des invocations et diverses formes de participation collective. Ce dispositif **sociothérapeutique traditionnel** constitue un cadre collectif d'interprétation et de prise en charge de la maladie mentale. Cette première étape possède une fonction essentielle de contenance psychique et sociale. Elle crée un espace symbolique où le patient est reconnu dans sa souffrance et réintégré dans la communauté des vivants.

Sur le plan sémiologique, cette phase permet de replacer les manifestations symptomatiques dans un cadre culturel partagé. Le sujet cesse d'être seul face à son trouble ; il devient membre d'un collectif mobilisé autour de la recherche de sens et de guérison.

4.5.3 La formulation de la demande : du symptôme au message

La seconde étape correspond au dépôt des requêtes auprès du devin, du guérisseur ou de l'autorité spirituelle sollicitée. Le symptôme est alors transformé en question adressée au monde visible et invisible.

Dans cette logique, la souffrance n'est jamais dénuée de signification. Chaque manifestation clinique — agitation, retrait social, hallucinations, tristesse profonde ou désorganisation du comportement — est susceptible de transmettre un message concernant le sujet, sa famille ou son groupe d'appartenance. Le symptôme devient ainsi un médiateur entre différents niveaux de réalité : psychique, familiale, sociale et spirituelle.

4.5.4. L'interprétation thérapeutique : une sémiologie des causalités

L'étape interprétative constitue le cœur du dispositif thérapeutique. Le thérapeute traditionnel, le devin ou le référent spirituel propose une lecture globale des troubles observés. Cette lecture vise à identifier :

- l'origine de la souffrance ;
- les acteurs impliqués ;
- les conséquences possibles ;
- les moyens de restauration de l'équilibre.

Cette démarche s'apparente à une véritable sémiologie culturelle. Elle organise les signes observés en un système cohérent permettant au patient et à son entourage de comprendre ce qui leur arrive. La causalité ne se limite pas aux dimensions biologiques ou psychologiques ; elle englobe également les liens familiaux, les alliances sociales, les obligations ancestrales et les dimensions spirituelles de l'existence.

4.5.5. La transe et la parole prophétique : dévoiler les liens invisibles

Les épisodes de transe et les paroles prophétiques occupent une place centrale dans la dynamique rituelle. Considérées comme l'expression d'une vérité révélée, elles autorisent l'émergence d'éléments habituellement tus ou difficilement exprimables.

À travers ces manifestations, les conflits familiaux, les rivalités, les secrets, les dettes symboliques ou les blessures transgénérationnelles peuvent être mis en lumière. Le passé est réinterprété à partir du présent, tandis que l'avenir du sujet fait l'objet de projections et de prescriptions visant à prévenir de nouvelles ruptures.

Dans une perspective de clinique des liens, la transe peut être comprise comme un dispositif de dévoilement des relations cachées qui organisent la vie psychique et sociale du groupe. Elle agit comme un espace de médiation où se rejouent les tensions familiales, les alliances fragilisées et les conflits intergénérationnels. Le rituel devient alors une scène collective d'élaboration psychique permettant de restaurer la cohésion du groupe tout en redonnant au patient une place reconnue au sein de son environnement.

Ainsi, le rituel ne se réduit pas à une pratique symbolique ou religieuse. Il constitue un véritable outil sémiologique et thérapeutique de production du sens. En transformant le symptôme en récit, la souffrance en parole et la rupture en possibilité de réconciliation, il participe à la reconstruction des liens entre le sujet, sa famille, sa communauté et son univers culturel.

4.6. Transaction symbolique, paiement et économie du soin : une lecture transculturelle et sémiologique

La question du paiement, désignée ici par l'expression *kingiya pori*, ne peut être comprise à travers les seules catégories économiques occidentales de l'honoraire ou de la rémunération d'un service. Dans de nombreux systèmes thérapeutiques africains, le paiement relève avant tout d'une économie symbolique du don, du contre-don et de la reconnaissance, où la circulation des biens participe à la restauration d'un ordre relationnel perturbé. Il constitue moins l'équivalent monétaire d'une prestation qu'un acte rituel inscrit dans un réseau complexe d'échanges entre les vivants, les ancêtres, les génies et les différentes forces invisibles impliquées dans l'étiologie de la souffrance.

D'un point de vue sémiologique, le paiement est un signe à forte valeur performative. Il matérialise la reconnaissance d'une causalité invisible de la maladie et manifeste l'adhésion du patient et de sa famille à un système explicatif partagé. En acceptant de verser ce qui est demandé, le groupe familial reconnaît simultanément la légitimité du guérisseur, l'existence des agents spirituels impliqués dans la maladie et la nécessité de rétablir un équilibre rompu. Le paiement devient ainsi un opérateur symbolique qui transforme la position subjective du malade : celui-ci n'est plus seulement porteur d'un symptôme, mais réinscrit dans une chaîne de relations qui le relie aux ancêtres, à sa lignée et à sa communauté. L'alliance entre la famille du malade et le monde spirituel ou invisible se concrétise généralement par une contrepartie rituelle. Celle-ci peut prendre la forme d'honoraires versés au guérisseur (en argent ou en biens matériels), mais également d'offrandes sacrificielles, notamment par l'immolation d'un animal – poule, coq, chèvre, mouton, pigeon ou autre – dont le sang est recueilli et répandu sur l'autel du guérisseur. Dans les représentations locales, ce geste symbolique participe à l'établissement ou au rétablissement du lien entre la famille, les forces invisibles et les médiateurs du soin.

Dans une perspective de clinique des liens, la maladie n'est jamais appréhendée comme un phénomène exclusivement individuel. Elle est souvent pensée comme l'expression d'une rupture, d'un désordre ou d'une dette relationnelle affectant les liens entre les générations, les membres du groupe familial ou encore les rapports entre les vivants et les morts. Le soin vise alors moins la disparition du symptôme que la restauration de ces liens fragilisés. Le paiement participe de cette restauration en réintroduisant de la circulation là où la maladie a produit de la rupture, du blocage ou de l'interruption dans les échanges symboliques.

Les modalités de paiement reflètent cette logique relationnelle. Traditionnellement, les frais de prise en charge des troubles mentaux étaient déterminés par le guérisseur selon la gravité de l'affection, la nature des forces impliquées et les prescriptions révélées lors de la consultation divinatoire. Comme dit précédemment, le règlement s'effectuait principalement en nature : un coq, une chèvre, un bouc ou parfois une vache. La valeur de l'offrande n'était pas seulement proportionnelle à la sévérité du trouble ; elle traduisait également l'importance du travail thérapeutique et rituel à accomplir pour rétablir l'ordre perturbé.

L'exigence fréquente concernant la couleur de l'animal — un coq entièrement blanc, rouge ou noir, une chèvre sans tache, une vache d'une couleur spécifique — possède une dimension sémiologique essentielle. Ces caractéristiques ne relèvent pas d'un arbitraire culturel mais constituent un langage symbolique. Les couleurs fonctionnent comme des signifiants permettant d'établir une correspondance entre le monde visible et le monde invisible. Elles renvoient à des catégories de puissances spirituelles, à des ancêtres particuliers ou à des configurations rituelles spécifiques. Dans cette perspective, l'animal demandé n'est pas un simple objet d'échange ; il devient un médiateur entre différents registres de réalité.

Le temps et les efforts nécessaires pour trouver l'animal correspondant aux prescriptions participent eux-mêmes du processus thérapeutique. Cette quête engage la famille dans une mobilisation collective qui témoigne de son investissement dans le soin. Elle transforme la recherche de l'offrande en acte de reconnaissance de la gravité de la situation et de l'importance accordée au malade. Plus encore, elle constitue une forme de travail psychique et social permettant à l'entourage de se réapproprier l'événement pathologique et de redevenir acteur du processus de guérison.

Du point de vue de la clinique transculturelle, ces pratiques interrogent les conceptions biomédicales du paiement et de l'efficacité thérapeutique. Là où la médecine moderne tend à distinguer le traitement de sa rémunération, les systèmes thérapeutiques traditionnels articulent étroitement les deux dimensions. Le paiement fait partie intégrante du dispositif de soin ; il ne vient pas après le traitement mais participe de son efficacité symbolique. Son absence ou son insuffisance peut être interprétée comme le signe d'un défaut de reconnaissance, susceptible de compromettre le rétablissement du patient ou de maintenir ouverte la dette à l'origine du désordre.

Ainsi, le paiement apparaît comme une véritable transaction symbolique qui dépasse largement la question économique. Il constitue un langage relationnel permettant de reconnaître la souffrance, de restaurer les alliances entre les différents acteurs visibles et invisibles impliqués dans la maladie, et de réinscrire le sujet dans un tissu de liens sociaux, familiaux et ancestraux. Dans cette perspective, l'économie du soin est inséparable d'une économie du lien : guérir revient autant à réparer les relations qu'à traiter les symptômes.

4.7. Prescription, efficacité symbolique et continuité du lien thérapeutique

Les prescriptions (amulettes, eau bénite, incantations) prolongent l'action rituelle dans le quotidien du patient. Leur non-respect est interprété comme rupture du lien thérapeutique et peut être associé à une désorganisation psychique ou sociale, décrite comme « perte de la raison ».

L'efficacité du soin repose donc sur une continuité sémiologique entre rituel, parole, objet et comportement, garantissant la cohérence du système thérapeutique.

Conclusion du chapitre

L'étude des figures du sorcier, du féticheur, du devin et du tradipraticien met en lumière l'existence d'un véritable système de compréhension et de prise en charge de la souffrance psychique au sein de la culture Shi. Ces acteurs ne se limitent pas à des fonctions religieuses ou rituelles ; ils participent à une élaboration collective du sens de la maladie à travers une sémiologie culturelle riche et structurée. Chaque symptôme observé est interprété à la lumière des relations qui unissent l'individu à sa famille, à son clan, aux ancêtres, aux forces invisibles et à l'ordre social.

Dans cette perspective, la maladie mentale n'est pas appréhendée comme un phénomène strictement individuel ou biologique. Elle est perçue comme l'expression d'un déséquilibre affectant simultanément plusieurs registres de l'existence : le sujet, sa communauté, ses liens de filiation, ses appartenances culturelles et son rapport au monde invisible. Le symptôme devient alors le signe d'une rupture des équilibres relationnels qui structurent la vie humaine.

L'approche ethnopsychiatrique permet de comprendre comment ces systèmes explicatifs construisent la causalité des troubles, donnent une signification aux manifestations psychopathologiques et orientent les parcours thérapeutiques. La sémiologie ethnopsychiatrique apparaît ainsi comme un outil essentiel pour saisir la logique interne des représentations locales de la maladie mentale.

Elle montre que derrière chaque conduite, chaque récit et chaque symptôme se déploie un ensemble cohérent de significations partagées par le groupe social.

La clinique des liens apporte un éclairage complémentaire en mettant en évidence la fonction réparatrice des pratiques thérapeutiques traditionnelles. Les rituels, les cérémonies, les consultations divinatoires, les prières ou les prescriptions symboliques ne visent pas uniquement la disparition des symptômes. Ils cherchent avant tout à restaurer les liens fragilisés ou rompus entre le patient et son environnement familial, communautaire, spirituel et ancestral. La guérison est ainsi conçue comme un processus de réharmonisation des relations plutôt que comme la seule suppression d'un trouble.

Dans cette optique, les dispositifs thérapeutiques traditionnels ne peuvent être réduits à de simples croyances populaires ou à des pratiques marginales. Ils constituent de véritables systèmes d'interprétation et d'intervention qui organisent la lecture de la souffrance, sa mise en récit, sa transmission et sa transformation. Les figures du sorcier, du devin, du féticheur ou du tradipraticien agissent comme des médiateurs de sens permettant à la communauté de comprendre ce qui arrive au malade et d'élaborer collectivement des réponses à sa détresse.

Cette analyse invite le clinicien contemporain à dépasser l'opposition entre savoirs biomédicaux et savoirs culturels. L'intégration des apports de la sémiologie ethnopsychiatrique à ceux de la clinique des liens ouvre la voie à une pratique véritablement transculturelle du soin. Dans cette perspective, le symptôme n'est plus seulement un indice diagnostique ; il devient un langage relationnel porteur d'une histoire, d'une mémoire et d'une dynamique collective.

La prise en charge des patients s'enrichit alors considérablement lorsqu'elle parvient à articuler les dimensions biologiques, psychologiques, sociales, culturelles et symboliques de la souffrance. Une telle approche permet au thérapeute de mieux comprendre les représentations du patient, de renforcer l'alliance thérapeutique et d'inscrire le processus de guérison dans une restauration progressive des liens, des appartenances et des systèmes de sens qui soutiennent l'existence humaine.

Chapitre 5 — Groupe B : Les Bami (Mwami, chefs coutumiers et chefs de villages) comme opérateurs des liens, du sens et du soin dans la société Shi

Résumé du chapitre

Dans la société Shi, le Mwami, les chefs coutumiers et les chefs de villages constituent bien davantage que des autorités politiques ou administratives. Ils occupent une position centrale dans l'organisation symbolique de la société en assurant la continuité entre les vivants, les ancêtres, les lignages et les institutions communautaires. À travers leur fonction de régulation, de médiation et d'interprétation, ils participent à la construction du sens des événements, à la gestion des désordres sociaux et à l'orientation des parcours thérapeutiques.

L'analyse transculturelle montre que les Bami occupent une place privilégiée dans ce que l'on pourrait appeler une économie des liens, où les troubles psychiques sont compris comme l'expression de ruptures affectant simultanément le sujet, sa famille, sa lignée et ses appartenances communautaires. Dans cette perspective, le Mwami apparaît comme un opérateur sémiologique majeur, capable de donner une cohérence aux signes de la souffrance, de coordonner les ressources thérapeutiques disponibles et de restaurer les alliances symboliques menacées.

Mots-clés

Mwami - Bami - société Shi - pouvoir coutumier - autorité ancestrale - clinique des liens - sémiologie ethnopsychiatrique - transculturalité - transmission transgénérationnelle - médiation thérapeutique - régulation sociale - ordre symbolique - liens ancestraux - cohésion communautaire - interprétation des symptômes - réparation des liens - stigmatisation - réintégration sociale - systèmes de soins traditionnels - alliance thérapeutique - réseaux thérapeutiques - médiation culturelle - gouvernance coutumière - continuité lignagère - anthropologie du soin.

Introduction du chapitre : le Mwami au cœur de l'univers symbolique des Bashi

Chez les Bashi, le pouvoir du Mwami ne repose pas uniquement sur une légitimité politique. Il s'enracine dans une conception cosmologique selon laquelle l'autorité est d'origine transcendante et ancestrale. Le Mwami est perçu comme dépositaire d'une mission héritée des ancêtres et garantie par l'ordre divin. Dès sa naissance, son statut est reconnu par la communauté et fait l'objet d'un ensemble de rites qui préparent progressivement son accession à la fonction royale.

Cette reconnaissance précoce révèle que le Mwami ne représente pas seulement une personne mais une institution vivante qui assure la continuité du groupe à travers les générations. Son autorité s'inscrit dans une temporalité longue où se rencontrent les ancêtres, les vivants et ceux qui naîtront après eux. Il constitue ainsi une figure de transmission transgénérationnelle et un garant de la mémoire collective.

Dans une perspective de clinique transculturelle, cette fonction apparaît fondamentale. Le Mwami représente un point d'ancrage symbolique permettant aux individus et aux familles de maintenir un sentiment d'appartenance et de continuité face aux événements critiques, aux maladies et aux ruptures existentielles.

Le rôle du Mwami dans la régulation des liens sociaux et thérapeutiques

Le Mwami occupe une place centrale dans cette organisation. Son autorité est considérée comme d'origine divine et ancestrale. Dès sa naissance, son statut est reconnu par l'ensemble de la communauté et fait l'objet de nombreuses cérémonies marquant les différentes étapes de son parcours jusqu'à son intronisation. Il incarne à la fois la continuité de la tradition, la mémoire collective et l'ordre social.

Tous les membres de la chefferie — guérisseurs, devins, notables, agriculteurs, éleveurs ou encore détenteurs de savoirs occultes — sont placés sous son autorité symbolique. Lorsqu'une personne présente une souffrance psychique ou une maladie jugée grave, le Mwami peut être sollicité par la famille afin d'orienter la recherche de solutions. Il joue alors un rôle de médiateur et de coordinateur entre les différents acteurs thérapeutiques. Il peut recommander la consultation d'un devin pour identifier l'origine du mal, orienter vers un guérisseur pour les soins ou encore favoriser l'intervention d'un spécialiste reconnu pour neutraliser une éventuelle action malveillante attribuée à la sorcellerie.

D'un point de vue sémiologique, cette démarche témoigne d'une conception plurielle de l'étiologie des troubles psychiques. Les symptômes observés peuvent être interprétés selon différents registres explicatifs : rupture de l'équilibre social, transgression des normes culturelles, conflit familial, attaque sorcière, mécontentement des ancêtres ou désordre spirituel. La recherche du sens du symptôme implique alors une exploration des différents niveaux de liens dans lesquels le sujet est inscrit.

Le Mwami contribue également à la circulation des savoirs thérapeutiques entre les chefferies. Les ressources de soins étant essentiellement transmises par voie orale, les familles peuvent être orientées vers d'autres territoires lorsqu'un spécialiste réputé pour traiter certaines formes de souffrance psychique y réside. Les échanges entre Mwami favorisent ainsi la transmission des connaissances et la mise en réseau des compétences thérapeutiques. Cette dynamique illustre une dimension essentielle de la clinique des liens : le soin ne repose pas uniquement sur la relation thérapeutique individuelle, mais sur un ensemble de médiations sociales, familiales et institutionnelles.

Par ailleurs, le Mwami joue un rôle majeur dans la transmission transgénérationnelle des normes et des interdits. Les générations successives apprennent, à travers lui et les récits familiaux, les règles qui organisent la vie sociale et permettent de prévenir les sanctions symboliques associées aux transgressions. Il est le garant de la continuité entre les vivants, les ancêtres et les forces spirituelles reconnues par la communauté. Son autorité assure le maintien d'un ordre symbolique qui structure les comportements individuels et collectifs.

Dans une lecture inspirée de la clinique des liens, le Mwami apparaît comme une figure de tiers régulateur. Il occupe une fonction de médiation entre les individus, les familles, les générations et les différents systèmes de croyances. Son action vise à restaurer l'harmonie lorsque les liens sont fragilisés ou menacés. Ainsi, la prise en charge de la souffrance psychique s'inscrit dans une logique de réparation des relations sociales et symboliques plutôt que dans une approche exclusivement centrée sur l'individu.

5.1. Le Mwami comme garant de l'ordre symbolique et ancestral

Dans l'organisation sociale shi, le Mwami est considéré comme le père symbolique de l'ensemble de ses sujets. Son rôle principal consiste à préserver l'harmonie, la cohésion et l'équilibre de la chefferie. Cette fonction dépasse largement la gestion des affaires politiques pour s'étendre aux dimensions morales, spirituelles et thérapeutiques de la vie communautaire.

Les données recueillies montrent que lorsqu'une personne souffre d'une maladie grave ou d'un trouble psychique, les familles peuvent solliciter l'intervention du Mwami afin qu'il facilite l'accès aux ressources thérapeutiques appropriées. Celui-ci peut orienter vers un devin chargé d'identifier l'origine du mal, vers un guérisseur susceptible de restaurer l'équilibre perturbé ou encore vers un spécialiste capable d'intervenir lorsqu'une action de sorcellerie est suspectée.

Le Mwami n'exerce pas un pouvoir médical direct ; il occupe plutôt une position de coordinateur symbolique des savoirs thérapeutiques disponibles dans son espace social. Il garantit leur légitimité et favorise leur articulation.

Dans la culture shi, cette fonction s'explique par le fait que le Mwami est considéré comme le gardien de l'ordre ancestral. Il incarne la permanence des valeurs héritées des ancêtres et veille au respect des normes qui assurent la cohésion du groupe. Toute rupture de cet ordre peut être interprétée comme susceptible de produire des déséquilibres individuels ou collectifs, notamment sous la forme de maladies, de conflits ou de malheurs répétés.

5.2. Une lecture sémiologique : le Mwami comme interprète des signes du désordre

La sémiologie ethnopsychiatrique nous invite à considérer que les symptômes ne sont jamais de simples manifestations biologiques. Ils sont également des signes porteurs de significations culturelles.

Dans l'univers shi, les maladies mentales, les comportements inhabituels, les conflits familiaux ou les événements malheureux sont souvent interprétés à travers un système de causalités multiples où interviennent simultanément les dimensions biologiques, sociales, ancestrales et spirituelles.

Le Mwami occupe alors une place centrale dans la production collective du sens. Sa parole possède une fonction herméneutique. Elle permet d'inscrire les manifestations de la souffrance dans un récit culturellement intelligible.

À ce titre, il agit comme un opérateur sémiologique capable de mettre en relation différents registres d'interprétation :

- les signes observés chez le malade ;
- l'histoire familiale ;
- les conflits de lignage ;
- les transgressions éventuelles des normes coutumières ;
- les attentes des ancêtres ;
- les explications fournies par les devins et les guérisseurs.

Cette capacité d'articulation confère au Mwami un rôle essentiel dans la stabilisation du sens autour de la maladie. Il contribue à réduire l'incertitude et à restaurer une cohérence interprétative indispensable au processus thérapeutique.

5.3. Le Mwami comme opérateur central de la clinique des liens

La clinique des liens considère que la souffrance psychique ne peut être comprise indépendamment des réseaux relationnels dans lesquels évolue le sujet.

Dans cette perspective, le Mwami apparaît comme un véritable organisateur des liens sociaux. Son action vise moins l'individu isolé que les relations qui unissent cet individu à sa famille, à son lignage, à sa communauté et à ses ancêtres.

Les témoignages recueillis montrent que le Mwami facilite les circulations entre les différents espaces thérapeutiques. Grâce aux relations qu'il entretient avec d'autres Bami, il peut orienter une famille vers un guérisseur reconnu dans une autre chefferie lorsque les ressources locales semblent insuffisantes.

Cette circulation des personnes, des savoirs et des informations constitue une forme de réseau thérapeutique traditionnel fondé sur la confiance, la réputation et la transmission orale.

La clinique des liens permet de comprendre que cette mise en réseau ne concerne pas uniquement les thérapeutes ; elle concerne également les relations entre les générations. Le Mwami participe à la transmission des normes culturelles, des interdits, des récits fondateurs et des savoirs nécessaires à la préservation de l'équilibre social.

Il occupe ainsi une position nodale dans la chaîne de transmission intergénérationnelle qui relie les ancêtres aux générations futures.

5.4. Pouvoir social, stigmatisation et réparation communautaire

La centralité du Mwami dans l'organisation sociale lui confère également un pouvoir considérable dans la définition des statuts sociaux.

Comme le souligne Shimmin : « On oublie souvent de préciser que la stigmatisation est le produit d'une structure de pouvoir social qui en favorise l'existence » (Shimmin C., 2009 : 5). Cette observation prend une résonance particulière dans le contexte shi. Parce qu'il occupe une position d'autorité reconnue, le Mwami peut contribuer soit à renforcer les mécanismes de marginalisation, soit à favoriser la réintégration des personnes souffrant de troubles psychiques.

Son intervention possède une valeur symbolique importante. Lorsqu'il reconnaît publiquement la souffrance d'un sujet et soutient sa prise en charge, il participe à la restauration de son appartenance communautaire. Il transforme alors une identité stigmatisée en une identité de sujet reconnu et protégé par le groupe.

Dans cette perspective, le pouvoir politique devient également un pouvoir thérapeutique.

5.5. Le Mwami comme médiateur entre les systèmes thérapeutiques

L'analyse transculturelle révèle que le Mwami occupe une position privilégiée d'interface entre plusieurs systèmes de savoirs.

Il favorise le dialogue entre :

- les familles ;
- les guérisseurs ;
- les devins ;

- les responsables religieux ;
- les praticiens biomédicaux ;
- les autorités coutumières voisines.

Cette fonction de médiation rejoint l'analyse proposée par Contini : « C'est cette négociation qui ouvre la porte à une conduite thérapeutique efficace où la médiation prend un sens et où on observe un engagement énorme de la famille » (Contini E., 1995 : 79).

La médiation assurée par le Mwami permet la coexistence de plusieurs modèles explicatifs de la maladie sans qu'ils soient nécessairement en concurrence. Elle ouvre un espace de traduction entre les différentes rationalités thérapeutiques et favorise la coopération entre les acteurs du soin.

Conclusion du chapitre

Chez les Bashi, le Mwami constitue l'une des figures centrales de l'organisation sociale, symbolique et thérapeutique. Son autorité ne se limite ni au champ politique ni au champ coutumier. Elle s'étend à l'ensemble des processus de production du sens, de régulation des liens et d'organisation des parcours thérapeutiques.

La sémiologie ethnopsychiatrique permet de comprendre son rôle comme celui d'un interprète des signes de la souffrance, tandis que la clinique des liens révèle sa fonction d'organisateur des relations entre individus, familles, lignages, ancêtres et institutions de soin.

Garant de l'ordre ancestral, médiateur entre les mondes visibles et invisibles, coordinateur des ressources thérapeutiques et acteur majeur de la transmission transgénérationnelle, le Mwami apparaît comme une véritable figure de contenance culturelle. Sa fonction contribue à maintenir la cohésion du groupe et à soutenir les processus de réparation psychique et sociale.

Ainsi, dans la société shi, le soin ne peut être dissocié de la question des liens, et le Mwami en demeure l'un des principaux gardiens et artisans.

Chapitre 6. Les référents religieux chrétiens : pasteurs protestants, prêtres catholiques et imams musulmans dans les itinéraires thérapeutiques des patients présentant des troubles psychiques

Résumé du chapitre

Dans de nombreuses sociétés africaines, les pasteurs protestants, les prêtres catholiques et plus dernièrement les imams musulmans occupent une place centrale dans les parcours de soins des personnes souffrant de troubles psychiques. Au-delà de leur fonction spirituelle, ils exercent un rôle de guidance, d'interprétation des symptômes, de soutien moral et d'orientation thérapeutique. À partir d'une approche croisant sémiologie ethnopsychiatrique et clinique des liens, ce chapitre analyse les systèmes de significations mobilisés par ces référents religieux pour comprendre la souffrance mentale. Les notions de péché, de malédiction, de possession démoniaque, de délivrance et de guérison miraculeuse constituent des catégories sémiologiques qui organisent l'expérience subjective du patient et de son entourage. Ces interprétations participent à la construction du sens de la maladie, à la régulation des angoisses individuelles et collectives et au maintien des liens sociaux. Toutefois, elles peuvent également générer des phénomènes de culpabilisation, de stigmatisation ou de retard d'accès aux dispositifs psychiatriques modernes. Le chapitre montre l'intérêt d'une lecture transculturelle permettant au clinicien d'intégrer ces référentiels religieux dans l'évaluation sémiologique et dans l'élaboration d'alliances thérapeutiques respectueuses des croyances des patients.

Mots-clés

Psychiatrie transculturelle - sémiologie ethnopsychiatrique - clinique des liens - religion - christianisme - pasteurs - prêtres - imam musulman - possession - exorcisme - délivrance - itinéraire thérapeutique - représentations de la maladie - stigmatisation - soutien social - santé mentale.

Introduction du chapitre

L'étude des recours religieux dans les trajectoires de soins des personnes souffrant de troubles psychiques constitue un enjeu majeur pour la psychiatrie transculturelle. Dans de nombreux contextes socioculturels, les institutions religieuses ne représentent pas uniquement des lieux de culte ; elles constituent également des espaces d'écoute, de médiation, d'interprétation des événements de vie et de prise en charge de la souffrance psychique.

Les pasteurs protestants et les prêtres catholiques apparaissent fréquemment comme des acteurs de première ligne dans les parcours thérapeutiques. Ils accueillent les personnes en détresse, accompagnent les familles et proposent des cadres explicatifs permettant de donner sens aux manifestations psychopathologiques. Cette fonction interprétative est essentielle pour la sémiologie ethnopsychiatrique, qui considère les symptômes non seulement comme des signes cliniques, mais également comme des productions culturelles inscrites dans des systèmes locaux de représentations.

L'approche par la clinique des liens permet quant à elle d'examiner la manière dont ces référents religieux participent à la restauration ou à la réorganisation des liens familiaux, communautaires et spirituels mis à mal par la maladie. À travers leurs discours, leurs rituels et leurs pratiques de guérison, ils contribuent à la construction de récits collectifs autour de la souffrance psychique et influencent les décisions thérapeutiques des patients et de leurs proches.

6.1. Les autorités religieuses comme référents sociaux et thérapeutiques

Les pasteurs protestants et les prêtres catholiques occupent une position privilégiée au sein de la communauté. Depuis plusieurs décennies, l'islam s'est implanté au sein de la société bashi, enrichissant le paysage religieux local. Les Bashi musulmans se tournent désormais vers leurs imams, qui jouent un rôle comparable à celui des prêtres et des pasteurs dans les communautés chrétiennes. Au-delà de leur mission religieuse, ces derniers peuvent être sollicités comme figures de référence dans l'accompagnement des personnes en souffrance, à travers la prière, le conseil spirituel, l'écoute et l'interprétation religieuse de certaines épreuves, contribuant ainsi aux itinéraires thérapeutiques des fidèles. Ils conseillent, éduquent, orientent et soutiennent les fidèles confrontés à des difficultés personnelles ou familiales. Leur parole bénéficie d'une forte légitimité symbolique qui leur permet parfois de se substituer à d'autres figures d'autorité ou de recours.

Dans les situations de souffrance psychique, ces acteurs religieux deviennent des interprètes privilégiés des manifestations symptomatiques. Leur rôle dépasse alors le cadre strictement spirituel pour investir celui de l'accompagnement psychologique, moral et social. Ils participent à la production de significations autour de la maladie et orientent les conduites thérapeutiques des familles.

Du point de vue de la clinique des liens, ils constituent des médiateurs entre l'individu, son groupe d'appartenance et le monde spirituel, contribuant à maintenir la cohésion sociale lorsque l'équilibre familial est fragilisé par la maladie.

6.2. La sémiologie religieuse de la maladie mentale : péché, possession et malédiction

L'un des apports majeurs de la sémiologie ethnopsychiatrique consiste à analyser les systèmes locaux de catégorisation des troubles psychiques. Dans certains milieux religieux chrétiens, la maladie mentale est interprétée à travers un registre moral et spirituel.

Certains responsables religieux enseignent que :

« Comme fruit du péché, la maladie mentale est la preuve de la présence de démons ou de mauvais esprits dans le corps de l'homme. »

Les signes cliniques observés — agitation, hallucinations, comportements inhabituels, retrait social ou états de transe — sont alors réinterprétés comme les manifestations d'une influence démoniaque ou d'une rupture du lien avec Dieu.

La notion de péché occupe une place centrale dans cette lecture. Lorsque l'origine du trouble n'est pas attribuée directement au patient, elle peut être recherchée dans son environnement familial :

« Si le patient n'est pas responsable de sa malédiction, alors c'est son proche parent. »

Cette logique de causalité morale constitue un véritable système sémiologique. Les symptômes deviennent les indices visibles d'une réalité invisible : faute, transgression, désobéissance ou malédiction. Le risque de cette interprétation réside dans la culpabilisation du patient et de sa famille, ainsi que dans l'émergence de processus de stigmatisation.

6.3. Les rituels de délivrance : lecture sémiologique et fonction thérapeutique

La société bashi se caractérise par une forte imprégnation religieuse et spirituelle. Dans les représentations traditionnelles, l'existence de Dieu ne fait guère l'objet de remise en question. Pour de nombreux Bashi, le monde visible ne peut être dissocié du monde invisible, et l'être humain est compris comme une créature de Dieu, appelée à poursuivre son existence auprès de ses ancêtres après la mort. Cette vision du monde structure en profondeur les représentations de la vie, de la maladie, de la souffrance et de la guérison.

Bien avant l'arrivée des missionnaires européens, les Bashi reconnaissaient déjà l'existence d'un Être suprême, désigné sous le nom de N'Mahanga, considéré comme le Créateur de l'univers. L'introduction du christianisme puis, plus tard, de l'islam n'a pas effacé cette croyance fondamentale ; elle s'est plutôt articulée avec les références religieuses locales, donnant naissance à des formes originales de religiosité où coexistent héritages culturels et traditions monothéistes.

Aujourd'hui, les Bashi, qu'ils soient chrétiens ou musulmans, recourent fréquemment aux autorités religieuses lorsqu'ils sont confrontés à des situations de souffrance, notamment psychique. Les consultations peuvent avoir lieu dans les églises, les mosquées, les couvents, les presbytères, les domiciles des responsables religieux ou encore dans des lieux spécifiquement consacrés à la prière et à l'accompagnement spirituel.

Les groupes de prière, désignés localement sous les termes maombi ou shengero, et animés par un muombaji (intercesseur et responsable de prière), constituent de véritables espaces communautaires d'écoute, d'interprétation et de prise en charge de la souffrance. Les participants y recherchent un soutien spirituel, mais également une réinterprétation des épreuves de la vie à la lumière de leurs croyances religieuses.

Pour le psychiatre, le psychologue ou le pédopsychiatre exerçant dans un contexte transculturel, la compréhension de cette réalité constitue une étape essentielle dans la construction de l'alliance thérapeutique. Ignorer la dimension religieuse ou adopter une posture qui invaliderait les croyances du patient risque de compromettre la relation de confiance indispensable au processus de soin. À l'inverse, reconnaître la place qu'occupent les références spirituelles dans l'expérience du malade ne signifie pas y adhérer, mais témoigne d'une attitude clinique respectueuse des univers de sens dans lesquels s'inscrit la souffrance psychique.

Dans la société bashi, les rituels de délivrance s'inscrivent précisément dans cette dynamique. Ils répondent à une logique thérapeutique où les dimensions psychiques, relationnelles, communautaires et spirituelles sont étroitement articulées. Au cours de ces rassemblements religieux, plusieurs séquences rituelles se succèdent et participent à la prise en charge des personnes en souffrance :

- la communion et la sanctification par la prière adressée à Dieu ;
- les chants, danses, louanges et cantiques ;
- la lecture de la Bible et des autres textes sacrés ;

- les séances d'exhortation, de prophétisation ;
- les moments de délivrance et de guérison miraculeuse ;
- les recommandations finales et les obligations de remerciement.

D'un point de vue sémiologique, ces pratiques produisent un cadre symbolique permettant de donner sens aux manifestations du trouble. Les épisodes de transe observés chez certains participants sont interprétés comme des signes de proximité avec le divin : « C'est un temps de rapprochement et d'intimité avec Dieu. »

Ces manifestations peuvent être comprises, dans une perspective transculturelle, comme des expériences situées à l'interface du religieux, du psychique et du collectif. Leur signification ne peut être réduite à une lecture psychopathologique unique ; elle doit être replacée dans le système de représentations qui leur confère une valeur thérapeutique.

6.4. Soutien communautaire et restauration des liens

Au-delà de leur dimension spirituelle, les pratiques religieuses remplissent une fonction psychosociale essentielle. Elles permettent au sujet de diminuer sa tension interne, de retrouver un sentiment d'appartenance et d'obtenir un soutien émotionnel de la communauté.

La participation aux rituels offre un espace de verbalisation et de partage de la souffrance. Le patient et sa famille peuvent y trouver une explication à la maladie et une perspective d'espoir face à l'incertitude.

Dans la perspective de la clinique des liens, ces dispositifs favorisent :

- la restauration des liens familiaux ;

- le renforcement des solidarités communautaires ;
- la réintégration sociale du patient ;
- le maintien d'un sentiment de continuité identitaire.

Ils contribuent ainsi à la recherche d'un équilibre psychique, moral et relationnel, souvent décrit par les participants comme une forme de « paix sociale ».

6.5. Entre ressources thérapeutiques et risques de stigmatisation

Les référents religieux constituent souvent une ressource importante pour les patients. Toutefois, certaines interprétations peuvent avoir des conséquences délétères.

Lorsque la maladie mentale est interprétée exclusivement à travers un référentiel religieux, elle peut être attribuée à une possession démoniaque, à une influence spirituelle malveillante ou à une sanction divine. Dans ce contexte, la personne souffrante risque d'être qualifiée de « possédée », de « démoniaque », de « pécheresse », de « désobéissante », voire d'« enfant maudit ». Ces désignations ne constituent pas seulement des jugements religieux ; elles orientent également les représentations de la maladie, les attitudes de l'entourage et les modalités de prise en charge.

Dans la conception traditionnelle bashi, l'être humain est envisagé comme une unité composée du corps, de l'âme et de l'esprit. Cette anthropologie holistique conduit à considérer que la souffrance peut affecter chacune de ces dimensions ou résulter de leur déséquilibre. Dès lors, la médecine biomédicale est généralement reconnue pour son efficacité dans le traitement des affections du corps, mais elle est souvent perçue comme insuffisante lorsqu'il s'agit de troubles attribués à une atteinte de l'âme ou de l'esprit.

Selon ces représentations, certaines souffrances psychiques peuvent survenir lorsqu'un esprit impur ou malveillant pénètre la personne, notamment à la suite d'un péché, d'un ensorcellement, d'une malédiction ou d'autres agressions d'origine spirituelle. La perte de la raison, les modifications du comportement ou les manifestations compatibles avec un trouble mental sont alors interprétées comme les conséquences de cette rupture de l'équilibre spirituel. Dans cette perspective, les rituels de délivrance, les prières, les pratiques de purification ou les interventions religieuses visent à restaurer l'intégrité spirituelle de la personne autant qu'à soulager sa souffrance psychique.

Ces catégorisations participent à la construction de représentations sociales négatives susceptibles d'accentuer l'exclusion et la discrimination.

Par ailleurs, la confiance accordée aux dispositifs religieux peut parfois retarder le recours aux soins psychiatriques spécialisés. Le patient ne consulte alors les structures de santé qu'après l'échec des démarches spirituelles ou après autorisation explicite de ses référents religieux.

Cette problématique rejoint les observations de Thornicroft (2009), qui souligne l'impact des représentations sociales et de la stigmatisation sur les parcours de soins des personnes souffrant de troubles mentaux (Thornicroft G., 2009).

6.6. La place de la sémiologie dans la rencontre clinique transculturelle

Pour le clinicien, l'enjeu n'est pas d'opposer les explications biomédicales aux interprétations religieuses, mais d'en comprendre les logiques sous-jacentes.

La sémiologie ethnopsychiatrique permet d'identifier les significations attribuées aux symptômes par le patient, sa famille et son environnement religieux. Elle offre un accès privilégié aux théories étiologiques profanes qui orientent les comportements thérapeutiques.

L'analyse des catégories telles que le péché, la malédiction, la possession, la délivrance ou la bénédiction constitue un préalable indispensable à l'évaluation clinique. Ces représentations renseignent sur la manière dont le sujet construit son expérience de la maladie et sur les ressources symboliques qu'il mobilise pour y faire face.

La clinique des liens complète cette démarche en explorant les interactions entre les différents acteurs impliqués : patient, famille, communauté religieuse et soignants. Cette lecture favorise l'élaboration d'alliances thérapeutiques respectueuses des appartenances culturelles tout en facilitant l'accès aux soins spécialisés.

Conclusion du chapitre

Les imams musulmans, les pasteurs protestants et les prêtres catholiques occupent une place majeure dans les itinéraires thérapeutiques des personnes présentant des troubles psychiques. À travers leurs discours et leurs pratiques, ils proposent des cadres interprétatifs qui donnent sens à la souffrance et participent à la restauration des liens sociaux, familiaux et spirituels.

L'analyse sémiologique de ces référentiels religieux montre que les notions de péché, de malédiction, de possession et de délivrance constituent de véritables systèmes de lecture de la maladie mentale. Ces systèmes peuvent représenter des ressources thérapeutiques importantes en offrant soutien, réconfort et cohésion communautaire. Ils peuvent également favoriser des mécanismes de culpabilisation, de stigmatisation et de retard dans l'accès aux soins.

La psychiatrie transculturelle invite ainsi à reconnaître ces pratiques comme des éléments constitutifs de l'univers de sens des patients. L'articulation entre sémiologie ethnopsychiatrique et clinique des liens permet d'intégrer ces dimensions dans la prise en charge, afin de construire des interventions respectueuses des croyances tout en maintenant les exigences de la clinique psychiatrique contemporaine.

Chapitre 7. Sémiologie ethnopsychiatrique et représentations sociales des troubles mentaux : Bashi et Sénégal dans une perspective comparée

Résumé du chapitre

L'analyse des troubles mentaux dans les contextes africains, notamment chez les Bashi et au Sénégal, met en évidence l'existence de systèmes locaux de production de sens, de classification et de prise en charge de la souffrance psychique antérieurs et parallèles à la psychiatrie biomédicale. Loin d'une lecture strictement individualisante et neurobiologique, la maladie mentale y apparaît comme un fait social total (Durkheim), inscrit dans des réseaux de relations familiales, communautaires, spirituelles et transgénérationnelles.

Dans ces deux contextes, la souffrance psychique est intelligible à partir de sémiologies culturelles spécifiques, articulant symptômes observables, causalités sociales et cosmologies locales. L'ethnopsychiatrie, la sociologie des représentations sociales (Moscovici, Abric, Jodelet) et la clinique des liens permettent de rendre compte de cette pluralité de registres interprétatifs, où le symptôme devient à la fois signe clinique, message relationnel et indice de déséquilibre social.

Mots-clés

Clinique des liens - ethnopsychiatrie - représentations sociales - sémiologie culturelle - troubles mentaux - Bashi - Sénégal - anthropologie de la maladie - santé mentale -

fait social total - transgénérationnel - symbolique du soin - désordre relationnel - psychiatrie transculturelle - cosmologies locales - construction sociale de la maladie.

Introduction du Chapitre

La compréhension des troubles mentaux dans les contextes africains, notamment chez les Bashi et au Sénégal, oblige à déplacer le regard clinique classique centré sur l'individu vers une lecture élargie des systèmes relationnels, symboliques et transgénérationnels dans lesquels la souffrance psychique prend forme, se dit et se traite. Dans ces univers sociaux, la maladie mentale ne peut être réduite à une simple dysfonction neurobiologique ou à une entité nosographique stable ; elle apparaît plutôt comme un événement relationnel total, engageant simultanément le sujet, sa famille, la communauté des vivants, ainsi que le registre des ancêtres et des forces invisibles.

C'est dans cette perspective que la **clinique des liens** constitue un cadre particulièrement opératoire. Elle permet de penser la souffrance psychique non comme une propriété intrinsèque de l'individu, mais comme l'expression visible d'une rupture dans l'économie relationnelle qui le constitue. Le symptôme n'est plus seulement un signe à décoder dans une logique diagnostique, mais un message adressé à l'ensemble du système d'appartenance. Il signale une discontinuité dans les liens intra-familiaux, intergénérationnels, communautaires et symboliques, voire une disjonction entre les mondes visibles et invisibles. Ainsi, la folie ou le trouble psychique devient souvent le lieu d'inscription d'un déséquilibre collectif, dont le sujet est à la fois porteur, révélateur et parfois médiateur involontaire.

Dans les sociétés Bashi comme dans le contexte sénégalais, cette lecture relationnelle de la souffrance s'articule à des **sémiologies culturelles complexes**, où les symptômes sont interprétés à travers des grilles locales de signification. Ces systèmes ne relèvent pas d'une pensée prélogique ou d'une simple croyance, mais d'une véritable organisation cognitive et sociale du sens. Ils permettent de relier les manifestations cliniques observables aux événements de vie, aux conflits familiaux, aux transgressions sociales et aux déséquilibres cosmologiques. Dans cette perspective, la maladie mentale est simultanément un fait clinique, un fait social et un fait symbolique.

Parallèlement, la **sociologie des représentations sociales** (Moscovici, Abric, Jodelet, Doise) offre un cadre d'analyse essentiel pour comprendre la manière dont les sociétés construisent collectivement les catégories de normalité et d'anormalité, de santé et de maladie. Les représentations de la folie, loin d'être figées, s'inscrivent dans des dynamiques historiques, culturelles et politiques qui déterminent les modes de perception, d'interprétation et de prise en charge de la souffrance psychique. Elles structurent non seulement les discours, mais également les pratiques thérapeutiques et les formes de légitimation du soin.

Enfin, l'**ethnopsychiatrie** permet de relier ces niveaux d'analyse en mettant en évidence la pluralité des rationalités à l'œuvre dans la compréhension des troubles mentaux. Elle montre que les systèmes thérapeutiques locaux, qu'ils soient Bashi ou Sénégalais, ne sont pas des survivances archaïques, mais des dispositifs cohérents de production de sens et de régulation du désordre psychique. Ils articulent savoirs empiriques, cosmologies, dispositifs rituels et organisations sociales du soin.

Ainsi, ce chapitre propose une lecture comparée des troubles mentaux à partir de trois perspectives complémentaires : la sémiologie culturelle, la sociologie des représentations sociales et la clinique des liens. Cette triangulation permet de dépasser les oppositions classiques entre modernité et tradition, biomédecine et savoirs locaux, individu et société, pour penser la santé mentale comme un champ de tensions, de traductions et de cohabitation entre plusieurs régimes de rationalité.

7.1. La maladie mentale comme fait social total et construction sociale

Dans les approches biomédicales contemporaines, les troubles mentaux sont généralement définis comme des entités nosographiques distinctes (schizophrénie, troubles bipolaires, dépression, troubles anxieux). Cette approche repose sur une séparation entre sujet, symptôme et environnement.

À l'inverse, dans les contextes étudiés — Bashi et Sénégal — la maladie mentale s'inscrit dans une logique relationnelle et communautaire. Elle engage simultanément l'individu, le groupe, les ancêtres et les forces invisibles.

Cette perspective rejoint la sociologie de la connaissance et des représentations sociales, pour laquelle la réalité est socialement construite (Berger et Luckmann, 1996). Comme le souligne Schurmans (1990), la maladie mentale constitue une catégorie de connaissance pratique, élaborée dans le sens commun et stabilisée par les interactions sociales.

Ainsi, la question posée face à un trouble n'est pas uniquement :
« Quelle maladie présente le sujet ? »
mais également :

- Pourquoi maintenant ?
- Quel lien est rompu ?
- Quelle transgression a été commise ?
- Quel déséquilibre social ou spirituel est en jeu ?

Cette logique rejoint les analyses de Foucault (1972) sur l'inscription historique de la folie dans des régimes de vérité et de pouvoir.

7.2. Sémiologie culturelle des troubles mentaux : catégorisations locales

L'observation ethnographique révèle l'existence de véritables systèmes locaux de classification de la souffrance psychique.

Chez les Bashi, on distingue notamment :

- **Naburumbi** : désorganisation psychique sévère, mutisme, rupture du lien social ;
- **Musirhe** : comportements jugés étranges, incohérents ou incompréhensibles ;
- **Agwrehe / Alwago Mungu** : souffrances féminines assimilables à des tableaux dépressifs ou post partum ;
- **Kugereka** : états de blocage attribués à des forces invisibles ou sanctions spirituelles.

Dans le contexte sénégalais, les travaux de Collignon (1984), Ortigues (2000), Diagne (2010) et Collomb montrent également des catégories populaires articulant folie, désordre social et causalités spirituelles. Les notions de « partir en brousse » ou d'« errance » traduisent une rupture d'inscription sociale et symbolique.

Ces catégories ne sont pas des équivalents des classifications DSM (classification américaine de trouble mental) ou CIM (classification internationale des maladies), mais des systèmes sémiologiques cohérents inscrits dans des cosmologies locales. Elles permettent de lire simultanément :

- les comportements observables,
- les conflits familiaux,
- les tensions intergénérationnelles,
- les événements biographiques,
- les déséquilibres symboliques.

La sémiologie culturelle devient ainsi une lecture totale du symptôme comme signe social.

7.3. Représentations sociales et causalités de la maladie mentale

Dans une perspective inspirée de Moscovici (1961), Abric (1994), Jodelet (1989) et Doise, les représentations sociales structurent les pratiques et les interprétations de la maladie mentale.

Dans les contextes africains étudiés, les causalités de la souffrance psychique sont plurifactorielles :

- transgression d'interdits ;
- rupture avec les ancêtres ;
- sorcellerie ;
- jalousie sociale ;
- malédiction ;
- conflit familial ;
- désordre communautaire ;
- intervention divine.

Comme le montre Schurmans (1990), ces représentations ne relèvent pas de l'irrationalité mais d'une connaissance socialement élaborée permettant de stabiliser le sens de l'événement pathologique.

Dans le cas sénégalais, la tension entre modèles biomédicaux et systèmes traditionnels est historiquement marquée par les tentatives d'hybridation (Collomb, Ortigues, « villages thérapeutiques » des années 1970).

Cette dynamique illustre ce que Biadi-Imhof nomme les effets persistants de la « folie colonisée ».

7.4. Clinique des liens : la maladie comme rupture relationnelle

La clinique des liens propose une lecture complémentaire en insistant sur les dimensions relationnelles et transgénérationnelles du trouble psychique.

Dans cette perspective, la maladie mentale exprime :

- une rupture intra-familiale ;
- une rupture intergénérationnelle ;
- une rupture avec les ancêtres ;
- une rupture communautaire ;
- une rupture entre visible et invisible.

Le malade devient alors le porteur symptomatique d'un déséquilibre collectif.

Cette approche est particulièrement pertinente dans les contextes Bashi et sénégalais où les dispositifs thérapeutiques sont collectifs. Le soin implique guérisseurs, devins, chefs coutumiers, religieux et famille élargie. Comme le souligne Ortigues (2000), la folie est souvent liée à une désaffiliation symbolique de l'espace communautaire.

7.5. Organisation sociale du soin et spécialisation thérapeutique

Contrairement aux représentations homogénéisantes, les systèmes thérapeutiques traditionnels sont structurés et différenciés.

Chez les Bashi comme au Sénégal, on observe :

- une hiérarchisation des guérisseurs ;

- une spécialisation des devins ;
- une reconnaissance sociale différenciée des praticiens ;
- une circulation des réputations thérapeutiques.

Cette organisation rappelle, par analogie, la spécialisation médicale occidentale (psychiatrie, neurologie, psychologie clinique), bien qu'elle repose sur des logiques de légitimité différentes.

La transmission du savoir est souvent orale, familiale et initiatique, ce qui inscrit la compétence thérapeutique dans une logique de continuité transgénérationnelle.

7.6. Diagnostic, légitimité et mandat ancestral

Dans ces systèmes, le diagnostic ne repose pas uniquement sur l'observation clinique mais sur une légitimité symbolique.

Le guérisseur ou praticien est investi d'un **mandat ancestral**, souvent transmis par filiation ou révélation. Cette dimension confère au savoir thérapeutique une autorité qui dépasse la seule compétence technique.

Comme le montrent les travaux anthropologiques (Zempléni et al., 1965 ; Singleton, 2015), le soin est indissociable d'un système de croyances et de légitimation sociale.

Ainsi, la transmission thérapeutique devient un opérateur de continuité culturelle et de stabilisation des savoirs.

7.7. Dimension symbolique de la transaction thérapeutique

Le paiement du soin (coq, chèvre, vache, etc.) ne constitue pas uniquement une rémunération mais une médiation symbolique.

L'offrande :

- matérialise la reconnaissance du désordre ;
- engage la famille dans le processus thérapeutique ;
- rétablit un équilibre symbolique avec les ancêtres ;
- valide la gravité du trouble.

Le choix de l'animal et parfois de sa couleur possède une valeur sémiologique, intégrée dans le système interprétatif local.

Dans cette perspective, la transaction économique est simultanément un acte thérapeutique.

7.8. Vers une articulation entre psychiatrie, ethnopsychiatrie et sociologie des représentations

Les analyses comparatives entre Bashi et Sénégal montrent que les troubles mentaux ne peuvent être réduits ni à des catégories biomédicales, ni à des systèmes symboliques isolés.

Trois niveaux doivent être articulés :

- **biologique et clinique** (psychiatrie) ;
- **culturel et symbolique** (ethnopsychiatrie) ;
- **relationnel et social** (clinique des liens et sociologie des représentations).

Comme le souligne La société psychiatrique avancée (Lantz et al., 1980), les enjeux de santé mentale dépassent largement la seule clinique pour toucher aux structures sociales globales.

Cette articulation permet de dépasser les oppositions classiques entre modernité et tradition, en reconnaissant la co-présence de plusieurs régimes de rationalité.

7.9. Santé mentale au Sénégal : représentations sociales et tensions contemporaines

Dans le cas sénégalais, les travaux de Schurmans (1990), Collignon (1984), Diagne (2010), Ortigues (2000) et Faye & Thioub montrent que la santé mentale est le produit d'une construction sociale complexe.

Elle résulte :

- d'une superposition des modèles biomédicaux et traditionnels ;
- d'une tension entre individualisation et communautarisation du sujet ;
- d'une influence des politiques de santé internationales (OMS) ;
- d'une persistance des causalités spirituelles et sociales.

Les représentations sociales jouent ici un rôle structurant dans la définition du normal et du pathologique (Canguilhem, 1966 ; Moscovici, 1969).

Ainsi, la santé mentale au Sénégal ne peut être comprise comme simple transposition des modèles occidentaux, mais comme recomposition dynamique des savoirs, pratiques et imaginaires sociaux.

Conclusion du chapitre

L'étude comparée des Bashi et du Sénégal met en évidence l'existence de véritables sémiologies culturelles de la souffrance psychique, articulant signes, relations et cosmologies.

L'ethnopsychiatrie permet de comprendre les systèmes locaux de causalité ; la sociologie des représentations sociales éclaire les processus de construction du sens commun ; la clinique des liens révèle les dimensions relationnelles et transgénérationnelles du trouble.

Dans cette perspective, la maladie mentale apparaît non comme un phénomène strictement individuel, mais comme un événement social total, révélateur des tensions entre individus, groupes, ancêtres et institutions.

Chapitre 8 — Pluralisme thérapeutique et ethnopsychiatrie des troubles mentaux en Afrique : entre biomédecine, spiritualité et économie relationnelle du soin.

Résumé du chapitre

Ce chapitre propose une analyse comparative des systèmes de prise en charge des troubles mentaux dans plusieurs contextes africains, en mettant en évidence la coexistence de trois registres thérapeutiques majeurs : la psychiatrie biomédicale, les médecines traditionnelles et les dispositifs religieux ou hybrides. À partir de données issues de l'anthropologie médicale, de la psychiatrie transculturelle et de la santé mentale globale, il montre que la maladie mentale est rarement pensée comme un phénomène strictement individuel, mais comme un déséquilibre relationnel impliquant la famille, les ancêtres, les forces spirituelles et la communauté. L'analyse mobilise les apports de l'ethnopsychiatrie pour éclairer les logiques locales de soin et met en évidence une rationalité clinique plurielle, où le symptôme constitue un langage social et cosmologique. Enfin, une comparaison avec les approches ethnopsychiatriques occidentales permet de repositionner la psychiatrie biomédicale comme un modèle parmi d'autres dans une économie thérapeutique globale.

Mots-clés

Ethnopsychiatrie - pluralisme thérapeutique -Afrique - santé mentale globale - anthropologie médicale -

biomédecine - spiritualité - sorcellerie - possession - clinique des liens

Introduction du chapitre

Les systèmes de santé mentale contemporains en Afrique ne peuvent être compris à travers le seul prisme de la psychiatrie biomédicale. Dans la majorité des contextes étudiés, la prise en charge des troubles mentaux repose sur une organisation complexe et stratifiée des savoirs et des pratiques, articulant hôpitaux psychiatriques, guérisseurs traditionnels, dispositifs religieux et réseaux familiaux.

Cette configuration ne relève pas d'une juxtaposition chaotique de pratiques concurrentes, mais d'un véritable **pluralisme thérapeutique structuré**, dans lequel chaque registre de soin répond à une dimension spécifique de la souffrance psychique : biologique, sociale, morale ou spirituelle.

Dans cette perspective, la maladie mentale apparaît moins comme une entité nosographique stable que comme un **événement relationnel**, révélant une rupture dans les équilibres familiaux, sociaux et cosmologiques. Cette lecture rejoint les fondements de l'ethnopsychiatrie, notamment les travaux de Tobie Nathan et de Marie Rose Moro, qui considèrent le symptôme comme un langage culturel inscrit dans un réseau de significations.

L'objectif de ce chapitre est donc double :

1. Proposer une synthèse comparative des systèmes de soin dans plusieurs pays africains.
2. Mettre en évidence leurs convergences structurelles à partir d'une lecture ethnopsychiatrique et relationnelle de la souffrance psychique.

8.1. Une épistémologie relationnelle de la maladie mentale

Dans l'ensemble des contextes étudiés, la maladie mentale est rarement réduite à un dysfonctionnement neurobiologique. Elle est plutôt interprétée comme une **perturbation du champ relationnel élargi**, incluant :

- les relations intrafamiliales et lignagères
- les ancêtres et les forces invisibles
- les dynamiques sociales et économiques
- les normes morales et religieuses

Cette conception s'inscrit dans une **cosmologie de la relation**, où l'individu n'est jamais isolé mais toujours inscrit dans un réseau d'interdépendances symboliques. Ainsi, le symptôme psychiatrique devient un signe adressé au groupe, appelant une réorganisation du collectif.

Cette logique rejoint directement la notion de **clinique des liens**, dans laquelle la souffrance psychique est comprise comme l'expression d'une rupture des systèmes d'attachement et de reconnaissance.

8.2. Trois registres thérapeutiques en interaction

8.2.1. La psychiatrie biomédicale

Elle repose sur des institutions hospitalières, des traitements pharmacologiques et des protocoles standardisés. Toutefois, son accès est souvent limité aux centres urbains et marqué par des inégalités structurelles.

8.2.2. Les médecines traditionnelles

Elles mobilisent des savoirs phytothérapeutiques, divinatoires et rituels. Le guérisseur occupe une position centrale en tant qu'interprète du désordre invisible.

8.2.3. Les dispositifs religieux et hybrides

Ils incluent Églises de guérison, confréries islamiques, rituels pentecôtistes ou pratiques syncrétiques. Ces espaces proposent une lecture spirituelle de la souffrance et des dispositifs d'exorcisme ou de purification.
Ces trois registres ne s'excluent pas : ils s'articulent dans des **itinéraires thérapeutiques complexes**, souvent successifs ou simultanés.

8.3. Études de cas comparatives

8.3.1. Cameroun : hybridation instable et pluralisme concurrentiel

Le Cameroun illustre une coexistence non intégrée entre psychiatrie biomédicale, guérisseurs et Églises de guérison. La maladie mentale est fréquemment interprétée en termes de sorcellerie ou de possession, entraînant des trajectoires de soin fragmentées et un retard fréquent dans l'accès aux services psychiatriques.

8.3.2. Gabon : primauté du registre rituel et ancestral

Le système gabonais est marqué par une forte centralité des logiques lignagères. La maladie mentale est interprétée comme un déséquilibre entre les vivants et les ancêtres, nécessitant des rituels de réharmonisation plutôt qu'une médicalisation.

8.3.3. Angola : psychiatrie post-conflit et thérapies religieuses

Dans un contexte de reconstruction post-guerre, les troubles mentaux sont fréquemment associés au traumatisme collectif et à des interprétations spirituelles. Les Églises néo-pentecôtistes jouent un rôle thérapeutique majeur, en concurrence avec une psychiatrie encore fragile.

8.3.4. Kenya : modèle collaboratif structuré

Le Kenya constitue un cas paradigmatique de collaboration entre psychiatres, infirmiers communautaires et guérisseurs traditionnels. Les travaux en santé mentale globale y montrent une intégration progressive du “task sharing” et une reconnaissance partielle des systèmes locaux de soin.

8.3.5. Maroc : dualité psychiatrique et référentiel islamique

Le Maroc présente une articulation stable entre psychiatrie moderne et interprétations islamiques de la maladie (djinns, mauvais œil). La ruqya et les pratiques soufies coexistent avec les dispositifs hospitaliers dans une logique de complémentarité fonctionnelle.

8.3.6. Mozambique : décentralisation et soins primaires

Le Mozambique illustre une transition vers des modèles communautaires intégrés, où la santé mentale est progressivement incluse dans les soins primaires, malgré un déficit structurel de ressources humaines.

8.4. Lecture transversale ethnopsychiatrique

L'analyse comparative permet de dégager quatre invariants structuraux.

8.4.1. La maladie mentale comme désordre relationnel

Dans tous les contextes, le trouble psychique est interprété comme une rupture :

- familiale
- sociale
- symbolique
- spirituelle

8.4.2. Le symptôme comme langage culturel

Le symptôme n'est pas seulement un indicateur clinique, mais un **message social codé**, exprimant :

- la colère des ancêtres
- une action de la sorcellerie
- un conflit familial
- une transgression morale

8.4.3. Le pluralisme thérapeutique comme norme

Aucun système ne fonctionne en monopole. La norme est celle d'une **pluralité de recours**, organisée autour de logiques pragmatiques et symboliques.

8.4.4. La centralité du collectif

La décision thérapeutique est toujours collective. La famille, le lignage ou la communauté jouent un rôle structurant dans :

- le diagnostic

- le choix thérapeutique
- la guérison

8.5. Comparaison avec l'ethnopsychiatrie occidentale

L'ethnopsychiatrie, telle qu'élaborée en Europe par Tobie Nathan et Marie Rose Moro, propose une relecture du symptôme comme phénomène culturel et relationnel. Cette approche converge fortement avec les systèmes africains observés, notamment sur trois points :

1. **Décentrement du sujet individuel**
La souffrance est toujours inscrite dans un réseau relationnel élargi.
2. **Reconnaissance de la pluralité des savoirs**
La psychiatrie biomédicale n'est qu'un régime de vérité parmi d'autres.
3. **Importance du récit et du symbolique**
Le soin passe par la réinscription du sujet dans un système de significations partagé.

Toutefois, une différence majeure subsiste : en Afrique, cette pluralité n'est pas une innovation clinique, mais une **structure historique et culturelle préexistante**, alors que l'ethnopsychiatrie occidentale constitue une tentative récente de réintégration du symbolique dans un cadre biomédical.

Conclusion du chapitre

L'analyse des systèmes de santé mentale en Afrique met en évidence une rationalité clinique plurielle, structurée autour de l'articulation entre biomédecine, spiritualité et traditions thérapeutiques locales. Loin d'être des survivances irrationnelles, ces systèmes constituent des formes cohérentes d'organisation du soin, fondées sur une compréhension relationnelle de la souffrance psychique.

Dans cette perspective, la psychiatrie biomédicale apparaît comme un dispositif parmi d'autres dans une économie thérapeutique globale, où le soin implique toujours une médiation entre l'individu, le groupe et les dimensions invisibles du monde social.

L'ethnopsychiatrie permet ainsi de dépasser l'opposition entre "tradition" et "modernité" pour penser la santé mentale comme un champ de co-construction des savoirs, où la pluralité n'est pas une exception, mais la norme fondamentale.

Conclusion générale de l'ouvrage

Cet ouvrage avait pour ambition de mettre en dialogue deux champs souvent présentés comme distincts : la sémiologie psychiatrique, fondée sur l'observation clinique rigoureuse des signes et symptômes du trouble mental, et la clinique des liens, attentive aux dimensions relationnelles, familiales, communautaires, culturelles et spirituelles qui participent à la construction du sujet et à l'expression de sa souffrance. À travers l'étude du peuple Shi du Sud-Kivu, nous avons voulu montrer que ces deux approches ne s'opposent pas mais se complètent mutuellement dans une perspective transculturelle.

L'analyse des représentations sociales de la maladie mentale au sein de la culture bashi, sénégalais et ailleurs en Afrique révèle que le trouble psychique ne se réduit jamais à une réalité individuelle. Il est pensé comme un événement qui engage simultanément la personne, sa famille, son lignage, ses ancêtres, son environnement social et les forces visibles ou invisibles qui structurent l'univers culturel. La souffrance psychique apparaît ainsi comme une rupture des équilibres relationnels et symboliques qui organisent la vie communautaire. Dans cette conception, la maladie mentale n'affecte pas seulement un individu : elle atteint également le réseau des liens qui le relient aux autres et au monde.

L'étude du vocabulaire local et des catégories populaires de désignation de la maladie mentale met en évidence une richesse sémiologique remarquable. Les termes utilisés par la population shi constituent de véritables tentatives de classification des manifestations psychopathologiques observées dans la vie quotidienne. Derrière les expressions populaires se dessinent des descriptions cliniques parfois très proches des catégories diagnostiques contemporaines : états psychotiques, troubles bipolaires, dépressions sévères, états confusionnels, troubles liés aux substances, épilepsie ou encore troubles du comportement. Cette observation confirme que toute culture développe ses propres outils de lecture de la souffrance psychique, même lorsque ceux-ci reposent sur des cadres explicatifs différents de ceux de la psychiatrie moderne.

Cependant, l'écart entre les modèles explicatifs traditionnels et les modèles biomédicaux demeure important. Là où la psychiatrie cherche à identifier des facteurs biologiques, psychologiques et environnementaux, les référents culturels shi privilégient souvent les dimensions spirituelles, ancestrales, morales ou mystiques. Pourtant, ces différences ne doivent pas être comprises comme des contradictions irréductibles. Elles témoignent plutôt de niveaux complémentaires d'interprétation d'une même réalité humaine. Le défi du clinicien transculturel consiste précisément à créer un espace de rencontre entre ces différents systèmes de sens sans invalider ni l'un ni l'autre.

La clinique des liens apporte ici une contribution essentielle. Elle nous rappelle que le symptôme n'est jamais isolé du contexte relationnel dans lequel il apparaît. Derrière chaque manifestation psychopathologique se trouvent des histoires familiales, des transmissions intergénérationnelles, des conflits de loyauté, des ruptures de filiation, des traumatismes collectifs ou des transformations culturelles qui influencent l'expression de la souffrance. Dans cette perspective, le patient ne peut être réduit à son diagnostic. Il demeure avant tout un sujet inscrit dans un ensemble de liens qu'il convient de comprendre, de respecter et parfois de restaurer.

Les référents sociaux étudiés dans cet ouvrage – guérisseurs, devins, chefs coutumiers, autorités religieuses et responsables communautaires – occupent une place centrale dans la construction des parcours thérapeutiques. Leur influence ne peut être ignorée par les professionnels de santé mentale. Bien au contraire, une prise en charge efficace exige la reconnaissance de leur rôle social et symbolique. Lorsque cela est possible et éthiquement acceptable, une collaboration respectueuse entre les acteurs traditionnels, religieux et médicaux peut favoriser l'alliance thérapeutique, diminuer les résistances aux soins et améliorer l'accompagnement des patients et de leurs familles.

L'un des enseignements majeurs de ce travail concerne la nécessité de lutter contre la stigmatisation des personnes souffrant de troubles mentaux. Les croyances relatives à la sorcellerie, à la malédiction, au péché ou à la possession peuvent parfois conduire à l'exclusion sociale du malade et de sa famille. Toutefois, la stigmatisation n'est pas seulement le produit des croyances traditionnelles ; elle existe également dans les sociétés modernes sous d'autres formes. La lutte contre cette discrimination nécessite une action concertée impliquant les familles, les professionnels de santé, les responsables religieux, les autorités coutumières et les institutions publiques.

Au terme de cette réflexion, il apparaît clairement que la sémiologie psychiatrique gagne en pertinence lorsqu'elle s'ouvre à l'intelligence des contextes culturels, tandis que les approches culturelles s'enrichissent au contact de la rigueur clinique et scientifique. L'avenir de la santé mentale dans les sociétés multiculturelles repose probablement sur cette capacité à articuler les savoirs plutôt qu'à les opposer.

Cet ouvrage ne prétend pas apporter des réponses définitives à toutes les questions soulevées. Il souhaite plutôt ouvrir un champ de réflexion et de recherche où la psychiatrie, l'ethnopsychiatrie et la clinique des liens peuvent construire ensemble une compréhension plus globale de la souffrance humaine. À travers l'expérience du peuple Shi, nous découvrons une réalité universelle : la maladie mentale ne concerne jamais uniquement un cerveau ou un individu ; elle touche aussi une histoire, une famille, une communauté et une culture.

Ainsi, toute démarche thérapeutique véritablement humaine doit être capable d'écouter les symptômes, mais également les liens ; d'entendre la souffrance individuelle, mais aussi les récits collectifs qui lui donnent sens ; de reconnaître la valeur de la science sans méconnaître la force des représentations culturelles. C'est à cette condition qu'une psychiatrie transculturelle intégrative, respectueuse des personnes et des peuples, pourra contribuer à une prise en charge plus juste, plus efficace et plus profondément humaine.

Cette version adopte un ton académique, synthétique et réflexif, adapté à la conclusion générale d'un ouvrage scientifique en psychiatrie transculturelle et clinique des liens.

Biographie

Abric, Jean-Claude, Pratiques sociales et représentations, Paris, PUF, 1994

Barke A, Nyarko S, Klecha D. The stigma of mental illness in Southern Ghana : attitudes of urban population and patients's views. Soc Psychiatry Epide- miol 2011 ; 46 : 1191-1202.

Berger, P., & Luckmann, T. (1996). La construction sociale de la réalité.

BERNARD DENTIER, « Statistique, moyenne, norme et anormalité : Georges Canguilhem, Le normal et le pathologique » EXTRAIT DE : CANGUILHEM,

Bernard Dentier, Structuralisme et rapports sociaux : Claude Lévi-Strauss et « Les structures élémentaires de la parenté ». Édition complétée à Chicoutimi, Ville de Saguenay, Québec, vendredi, le 15 janvier 2008

Biadi-Imhof, A. (2006). « Folie colonisée ».

Bourdieu, P. Chambordon, J.C. Passeron, Le métier de sociologue, préalables épistémologiques. Paris : Mouton/Bordas. 1968

Canguilhem, G. (1966). Le normal et le pathologique.

Collignon, R. (1984). Travaux sur la psychiatrie au Sénégal.

Collomb, H. (1977). Travaux sur la psychiatrie et la culture au Sénégal.

Contini E, Un Psychiatre dans la Favela. Collection Les empêcheurs de penser en rond, 1995. p. 79.

Corcuff, P. Les Nouvelles sociologies. 1995, Paris : Nathan

Crisp AH. The tendency to stigmatise. British Journal of Psychiatry 2001 ; 178 &197-199.

Désiré Marie Patrice Yameogo, Précarité et souffrance psychique au Burkina Faso, Sud/Nord 2002/2 (no 17), p. 141-148

Diagne, P. M. (2010). « Soigner les malades mentaux errants… ».

Doise, Clémence, Lorenzi-Cioldi. Les représentations sociales et analyse des données. Grenoble : Presse Universitaire de Grenoble, 1992.

Doise, W., Clémence, A., Lorenzi-Cioldi, F. (1992). Représentations sociales.

Dope K, Mboussou M, Mbungu F. Prise en charge des malades mentaux à Li- breville : les différents circuits thérapeutiques, Gabon. Médecine d'Afrique noire 2009 ; 5611 : 573-579.

Edmond ORTIGUES, Compte rendu d'Evelyne PEWZNER-APELOIG L'homme coupable. La folie et la faute en Occident. (Préface de Georges Lanteri-Laura). Toulouse, Privat, 1992, 281 p., bibliogr., index. (Psychiatrie/psychanalyse). Dans Psychopathologie Africaine, 1993, XXV, 3 : 412-414

Emile Durkheim, Les règles de la Méthode sociologique, Nouvelle Edition, Champs Classique, 1895

Faisang S. La construction culturelle de la norme et de la pathologie (paru dans: Confrontation entre science et vivant, n° spécial: "Normal et Pathologique: où se trouve la frontière aujourd'hui ? ", Publication du Pôle Universitaire Européen (Montpellier et Languedoc-Roussillon) 1999 ; n°1 : 9-12.

Fall Anta, Les représentations sociales de la maladie mentale au Sénégal : Conceptions populaires et pratiques modernes au sein de l'institution psychiatrique sénégalaise : le cas de la schizophrénie. Thèse de Doctorat, pour obtention du grade de Docteur en Psychologie sociale. Université Paris VIII, 2000.

Faye, O., & Thioub, I. (2003). Travaux sur la santé mentale au Sénégal.

Foucault Michel, Histoire de la folie à l'âge classique, Editions Guillamard, 1972, pp 587 Version PDF

Foucault, M. (1972). Histoire de la folie à l'âge classique.

Francis Maqueda, Centre de Santé Mentale d'Handicap International à Ouagadougou Burkina Faso, La Pensée Sauvage : L'Autre, « L'autre, Cliniques, cultures et sociétés », 2004, Vol. 5, n°3 pages 445 à 447)

GEORGES, Le normal et le pathologique, Paris, PUF, collection « Galien », 1979 (1 édition 1966) ère pp. 96-117, 155-157, 175-179. 20 août 2011

Guimelli, C. Structures et transformations des représentations sociales. Neuchâtel : Delachaux et Niestlé, 1994

Herzlich, C. Santé et maladie mentale, analyse des représentations sociales, Paris, Edition de l'EHESS, 1969.

Isabelle Danic « la notion de représentation pour les sociologues. Premier aperçu », Réso-Université Rennes 2, 2006

Jobelet, Denise, Les représentations sociales, Paris, PUF, 1989

Jodelet, D. (1989). Les représentations sociales.

KAES, R. Images de la culture chez les ouvriers français. Paris, Cujas, 1968.

Lantz Pierre. Castel Françoise, Castel Robert, Lovell Anne, La société psychiatrique avancée. Le modèle américain. In : Revue française de sociologie, 1980, 21-1. pp. 144-146

Lantz, P. et al. (1980). La société psychiatrique avancée.

Lòpez M. Moyens de communication, stigmatisation et discrimination en santé mentale : éléments pour une stratégie raisonnable. L'Information Psy- chiatrique ; 2007 : 83.

Marie-Cécile ORTIGUES, Edmond ORTIGUES, L'évolution d'une pratique de psychothérapie. Revue de Psychopathologie Africaine, 2000, Numéro XXX, 3 : 299-315

Moscovici Serge, La psychanalyse son image et son public, Paris, PUF, 1969

Moscovici, S. (1961). La psychanalyse, son image et son public.

Nfizi Koya, M. (2016). Les aspects sociocultures des troubles mentaux chez le peuple Shi d'hier et d'aujourd'hui : quelle prose en charge efficace ? | L'autre, cliniques, cultures et sociétés, 2016, volume 17, n°1

Ortigues, M. & E. (2000). Travaux sur la psychothérapie en Afrique.

Papa Mamadou Diagne, « Soigner les malades mentaux errants dans l'agglomération dakaroise. Socio-anthropologie de la santé mentale au Sénégal », Où va l'anthropologie de la santé ? Défis, concepts et enjeux du XXIe siècle. Sous la direction de Aline Sarradon-Eck, Anthropologie & Santé N°1, 2010.

Robert Arnaut, Henri Collomb la folie apprivoisée, Edition De Vecchi S.A-Paris, 2006, 411 pages

Robert Bontemps, Bettina Cerisier, Alain Cherbonnier, Patrick Trefois, Représentations de la santé et de la maladie, Bruxelles Santé, Numéro Spécial 2006.

Rouquette, Michel-Louis. La chasse à l'immigré. Violence, mémoire et représentations. Sprimont : Mardaga, 1997

Schurmans, M.-N. (1990). Maladie mentale et sens commun.

Schurmans, Marie Noelle, Maladie mentale et sens commun. Delachaux et Niestlé, Lausanne, 1990.

Shimmin C, la stigmatisation à la lumière d'une perspective sexospécifique. Le Réseau Canadian pour la santé des femmes 2009 ; 11(2) : 5.

SINGLETON MIKE, Confession d'un anthropologue, Cultures et Médecines, L'Harmattan, 2015

Singleton, M. (2015). Confession d'un anthropologue.

Thornicroft G. (2009). Shunned: Discrimination against People with Mental Illness. Oxford University Press.

Thornicroft G. Discrimination against people with mental illness. Journal of Occupational Psychology, Employment and Disability 2009 ; 11(1) : 56-58.

Zempléni, P. et al. (1965). Travaux sur possession et crise.

Zempléni, P. Martino, M. Diop et H Collomb, « l'hygiène et la crise de possession chez les wolofs du Sénégal » Lausanne, 15 sept 1965

Table des matières

Structures éditoriales du groupe L'Harmattan

L'Harmattan Italie
Via degli Artisti, 15
10124 Torino
harmattan.italia@gmail.com

L'Harmattan Hongrie
Kossuth l. u. 14-16.
1053 Budapest
harmattan@harmattan.hu

L'Harmattan Sénégal
10 VDN SICAP AMITIE 3
BP 45034 Dakar-Fann
direction@senharmattan.com

L'Harmattan Cameroun
Tsinga/Derrière polyclinique FECAFOOT
BP 11486 Yaoundé
Jacques.koukam@harmattan.fr

L'Harmattan Burkina Faso
Villa 281, secteur 23 623, rue 14.32
Ouagadougou
zagbie@outlook.fr

L'Harmattan Guinée
Almamya, rue KA 028 OKB Agency
BP 3470 Conakry
harmattanguinee@yahoo.fr

L'Harmattan RDC
185, avenue Nyangwe
Commune de Lingwala – Kinshasa
matangilamusadila@yahoo.fr

L'Harmattan Congo
219, avenue Nelson Mandela
BP 2874 Brazzaville
deunovmikhael@gmail.com

L'Harmattan Mali
Immeuble Mgr Jean Marie Cissé
Aci Hamadallaye
BP 145 Bamako
syllaka@yahoo.fr

L'Harmattan Togo
Djidjole – Maison Amela
face EPP BATOME
02 BP 20680 Lomé
didieramela11@gmail.com

L'Harmattan Côte d'Ivoire
Résidence Karl – Cité des Arts
Abidjan-Cocody
03 BP 1588 Abidjan
harmattan.ivoire@gmail.com

L'Harmattan Bénin
Rue 604, (Immeuble à l'entrée
de la rue UCAO- Cite de Saint-Jean)
Cotonou
stepcorpus@gmail.com

Nos librairies en France

Librairie internationale
16, rue des Écoles
75005 Paris
librairie.internationale@harmattan.fr
01 40 46 79 11
www.librairieharmattan.com

Librairie des savoirs
21, rue des Écoles
75005 Paris
librairie.sh@harmattan.fr
01 46 34 13 71
www.librairieharmattansh.com

www.ingramcontent.com/pod-product-compliance
Lightning Source LLC
LaVergne TN
LVHW050746061126
851857LV00025B/927